DES FORMES CLINIQUES

DES

SYMPHYSES CARDIAQUES

PAR

Le D' Louis BOUTAVANT

Ancien Externe des Hôpitaux de Lyon

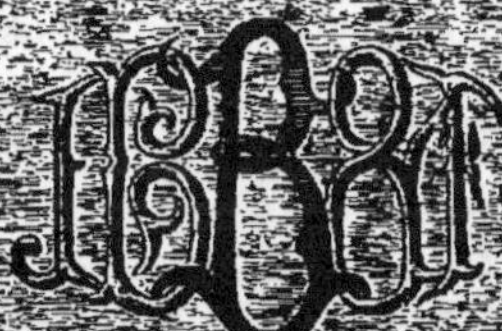

PARIS

LIBRAIRIE J. B. BAILLIÈRE ET FILS

Rue Hautefeuille, 19, près du Boulevard Saint-Germain

1899

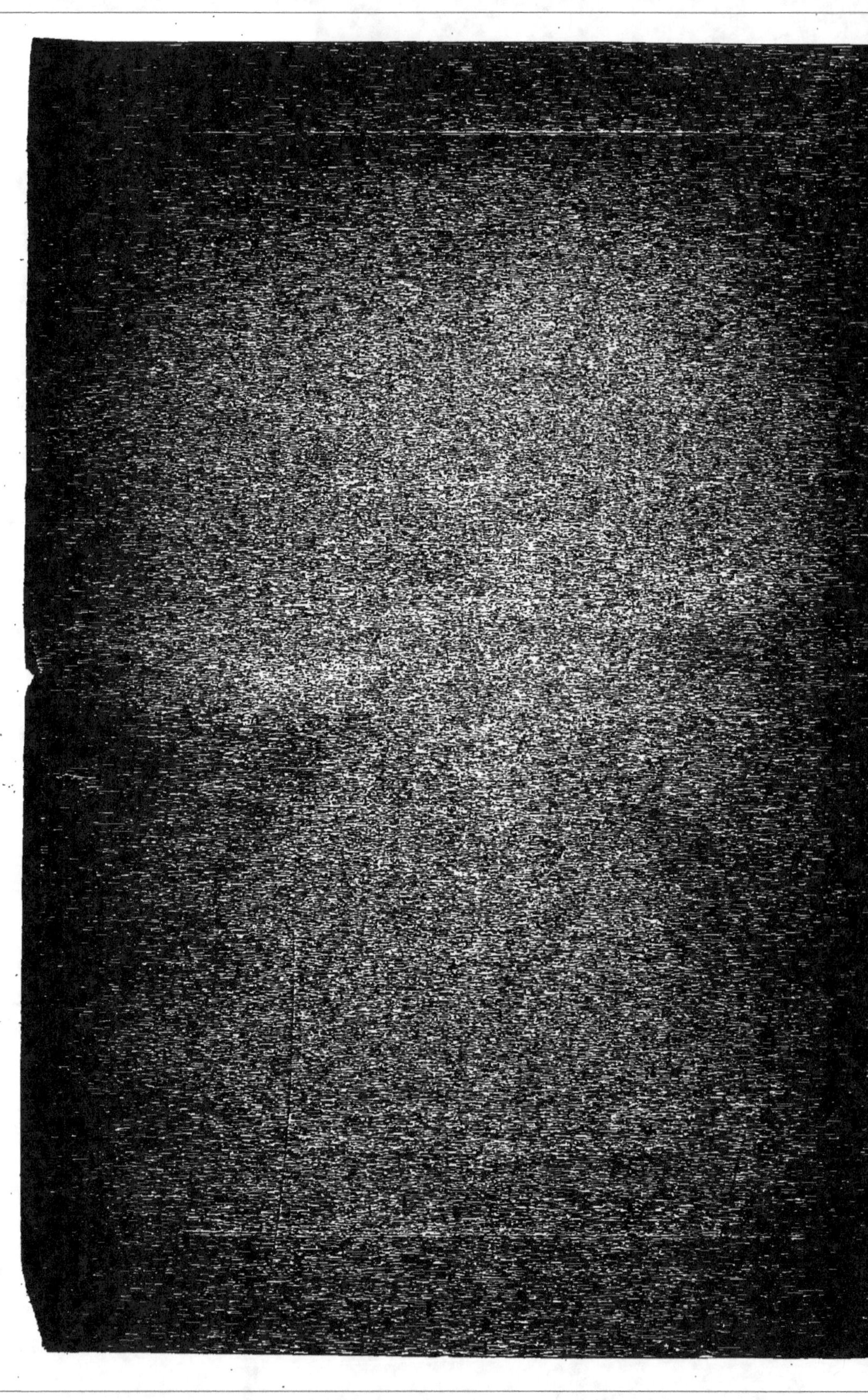

DES FORMES CLINIQUES

DES

SYMPHYSES CARDIAQUES

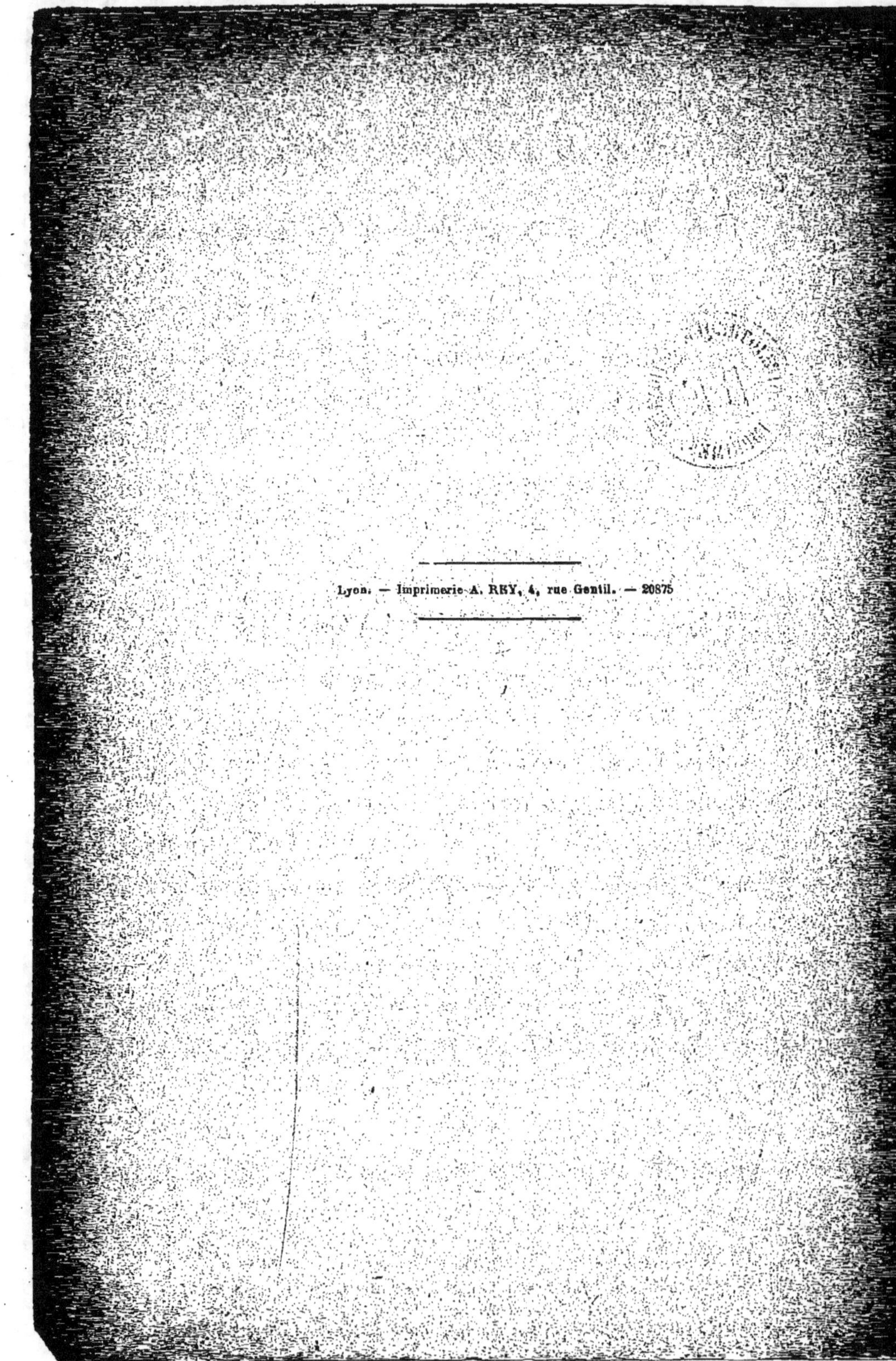

Lyon. — Imprimerie A. REY, 4, rue Gentil. — 20875

DES FORMES CLINIQUES

DES

SYMPHYSES CARDIAQUES

PAR

Le Dr Louis BOUTAVANT

Ancien Externe des Hôpitaux de Lyon.

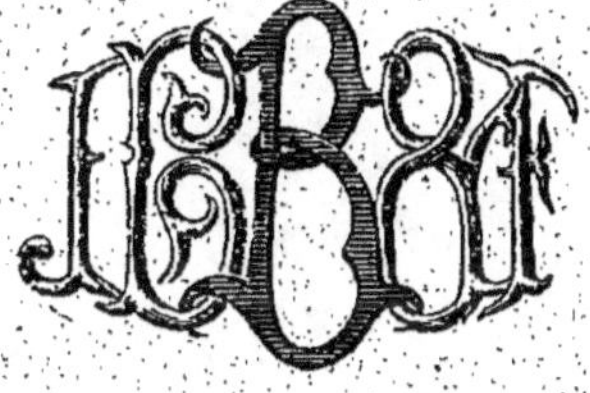

PARIS

LIBRAIRIE J.-B. BAILLIÈRE ET FILS

Rue Hautefeuille, 19, près du Boulevard Saint-Germain

1899

AVANT-PROPOS

« Quel organe en effet, a plus besoin de
liberté que celui dont le mouvement est en
réalité le premier ressort de la vie ! »

FORGET, *Maladies du cœur.*

Pendant notre externat à l'hôpital de la Croix-Rousse, nous avons ou M. le Dr Mouisset, notre maître, affirmer la symphyse du péricarde, chez une malade du service. Notre attention fut d'autant plus éveillée que les signes locaux du côté du cœur étaient insignifiants ; mais, chez cette malade jeune, les troubles de la circulation périphérique, l'ascite, en l'absence de tout signe de cirrhose, de péritonite tuberculeuse, de lésions valvulaires, avaient suffi à M. Mouisset pour admettre un foie cardiaque consécutif à une symphyse du péricarde.

A ce propos, notre maître exposait volontiers ses idées, rapportait des faits cliniques probants, et de piquantes erreurs de diagnostic.

Dans un article récent, publié dans la Province médicale de 1899, M. Mouisset insiste sur l'ascite dans les symphyses du péricarde, et en établit le diagnostic.

Nous inspirant de cette publication, nous apporterons quelques observations nouvelles, nous les rapprocherons des cas antérieurs pour en dégager quelques types cliniques faciles à reconnaître.

Car il ne faut plus considérer la symphyse comme une trouvaille d'autopsie; M. Mouisset a eu plusieurs fois l'occasion de faire ce diagnostic, confirmé par la vérification anatomique.

Heureux de publier les observations de notre maître, fier d'exposer les idées qui lui sont chères, nous insisterons particulièrement sur l'anasarque et l'ascite, au cours des symphyses cardiaques, modalités cliniques encore peu connues, puisque journellement en leur présence on songe à une cirrhose, à une péritonite chronique et même à un néoplasme du foie.

Chemin faisant, nous essayerons une courte pathogénie expliquant les types cliniques observés. Nous ne nous dissimulons pas que cette pathogénie, actuellement en pleine évolution, subira dans la suite des transformations. Mais quels que soient le mécanisme et la cause intime des phénomènes observés, quelles que soient les idées de l'avenir, les faits cliniques demeurent et le temps n'enlève guère à leur valeur. Les symphyses s'observent de temps à autre, elles peuvent donner le change, il importe donc de les reconnaître. Cette seule considération justifie notre modeste travail.

Sur le seuil de la carrière médicale, heureux d'entrer dans une vie nouvelle, mais aussi bien chagrin de quitter de bons camarades et des maîtres qui nous sont chers, nous leur offrons ici l'hommage de notre sincère reconnaissance.

MM. Maurice Pollosson et Jaboulay, chez qui nous avons été externe et interne suppléant, nous ont initié à la pratique chirurgicale. Nous remplissons le plus agréable des devoirs en les remerciant de leur précieux enseignement.

Nous avons trouvé en M. le Dr Mouisset, le plus sympathique et le plus dévoué des maîtres. Maintes fois il nous a donné des preuves de l'intérêt qu'il nous porte; c'est lui qui nous a inspiré le sujet de notre thèse; il a bien voulu nous tracer un plan de travail et revoir notre opuscule, prodiguant ainsi son temps et ses conseils. Nous le prions d'accepter ici l'expression de notre vive gratitude.

En s'intéressant à notre ouvrage, en mettant ses observations à notre disposition, en acceptant enfin la présidence de notre thèse, M. le professeur Lépine, nous fait un grand honneur et nous témoigne encore une fois une bienveillance qui ne s'est pas démentie depuis le jour où nous étions son externe à l'Hôtel-Dieu. Nous n'oublierons jamais ses magistrales leçons.

A nos collègues dans les hôpitaux, à tous nos camarades, nous demanderons de continuer cette bonne amitié que nous avons su apprécier pendant les trop courtes années que nous avons passées auprès d'eux.

DES FORMES CLINIQUES

DES

SYMPHYSES CARDIAQUES

INTRODUCTION

LES SIGNES PHYSIQUES. — LES DIFFICULTÉS DU DIAGNOSTIC

La difficulté du diagnostic de la symphyse cardiaque a de tout temps été signalée; quelques auteurs ont décrit des signes cliniques qui devaient permettre de reconnaître la lésion. Mais il faut convenir que la plupart de ces signes sont incomplets ou incertains. D'autres auteurs croyaient qu'il n'était jamais possible d'affirmer l'existence d'une symphyse si l'on n'avait pas assisté à la période aiguë et diagnostiqué la péricardite.

Aussi la symphyse cardiaque était-elle considérée plutôt comme une trouvaille d'autopsie. Non seulement on considérait le diagnostic comme très difficile, mais encore on estimait qu'une précision plus grande était inutile. La symphyse, pensait-on, n'avait aucune action sur la marche de la maladie et était incapable de modifier soit le tableau clinique, soit le pronostic de l'asystolie.

Si Corvisard[1] avait pu dire « que l'adhérence totale du cœur est nécessairement accompagnée d'un dérègle-ment tel dans les fonctions de cet organe que la mort en est la suite inévitable plus prompte ou plus tardive sui-vant l'âge, le tempérament, la profession... », après cet auteur ancien, l'histoire de la symphyse cardiaque est entrée dans une période d'indifférence d'où elle n'est sor-tie que dans ces dernières années.

Et cependant, cette affection est la plus funeste des complications de la péricardite.

Cette lésion, grave en elle-même, l'est encore plus lors-qu'elle frappe un jeune sujet. Dans ce cas, en effet, entra-vant le développement du cœur, elle entraîne souvent la mort, avant même que le patient n'ait atteint l'âge adulte.

Cette gravité particulière de la symphyse des jeunes sujets avait frappé les premiers observateurs qui crurent cette affection exclusivement réservée à l'enfance. D'aucuns même, comme Gallien, l'attribuaient à l'absence congéni-tale de la séreuse péricardique.

Aujourd'hui, on ne discute plus sur la nature inflam-matoire de la symphyse, ni sur ses relations avec la péricardite, bien mises en évidence par Lancisi.

On ne s'étonne plus de la rencontrer chez les adultes et même chez les vieillards.

Le diagnostic de cette affection passionne aujourd'hui les cliniciens; non qu'au point de vue pratique il pût amener de brillants résultats thérapeutiques, mais il est de la plus haute utilité pour préciser le pronostic des cardiopathies.

A lire les classiques, on pourrait croire le diagnostic

[1] Corvisard, *Traité des mal. du cœur*, 1806; 8e édition, 1815.

de la symphyse relativement simple. Elle aurait une symptomatologie riche, en signes nets et précis, une étiologie bien déterminée. En réalité, il n'en est rien. Comme nous le verrons dans cette étude, la symphyse échappe fréquemment au clinicien et lui ménage des surprises au cours des autopsies.

Elle semble survenir dans des conditions bien déterminées.

Elle n'est qu'exceptionnellement la propagation d'une affection du médiastin (tumeurs) ou du myocarde (anévrisme partiel du cœur). Dans l'immense majorité des cas, elle est consécutive à une péricardite.

Pendant longtemps, la seule NOTION ÉTIOLOGIQUE fut la *péricardite aiguë* rhumatismale dans sa forme douloureuse et plastique (forme infectante de Manesse.[1]).

Mais aujourd'hui, on admet que diverses péricardites, infectieuses ou non, peuvent aboutir à la symphyse : péricardites à pneumocoques, péricardites des brightiques...

Letulle et Bernheim (1890) ont décrit la symphyse cancéreuse.

On connait depuis Cruveilhier, Cornil, Hayem et Tessier, Hénoth, Viérordt, Weinberg, la symphyse tuberculeuse. Cette étiologie tuberculeuse de la symphyse du péricarde est de beaucoup la plus importante. Chez l'enfant, elle constitue une forme de tuberculose locale. D'autre part, par les caractères des lésions anatomiques, la symphyse cardiaque de nature tuberculeuse donne lieu à une symptomatologie qui constitue une des formes cliniques les plus distinctes.

[1] Manesse, thèse de Paris, 1895.

Cette notion d'une péricardite antérieure peut certainement être d'un grand secours pour établir le diagnostic, mais elle est loin d'être constante.

Nous ne la trouvons signalée que dans un petit nombre de nos observations.

Cette phase de péricardite manque souvent, particulièrement, dans les symphyses tuberculeuses, quelquefois à cause de sa brièveté, mais, le plus souvent, la lésion a été constituée à une époque indéterminée avec une réaction insignifiante ou même nulle. A tel point que chez la plupart des malades on ne trouve dans les anamnestiques aucun trouble fonctionnel permettant d'établir d'une façon rétrospective l'époque à laquelle remonte l'affection du péricarde.

Bien plus, on a décrit récemment une symphyse cardiaque consécutive à une *péricardite chronique* latente de nature indéterminée (symphyse des artérioscléreux, des vieillards, des aortiques). Il n'est pas possible de l'expliquer par une phlegmasie péricardique antérieure. Dans une première catégorie de cas, elle est associée à un anévrisme partiel du cœur; il s'agit alors d'une péricardite chronique de voisinage. Elle résulte, d'autres fois, d'une véritable sclérose progressive due à une infection ou à une toxémie lente comme l'artériosclérose, et comparable à la pleurésie chronique observée parfois dans le cours de cette maladie.

La comparaison s'impose d'autant plus que cette forme de péricardite adhésive est le plus souvent associée à une périhépatite chronique, d'où le nom de symphyse péricardo-périhépatique que lui ont donné Gilbert et Garnier[1].

[1] Gilbert et Garnier, *Soc. de biologie*, 15 janvier 1898.

L'anatomie pathologique ne fournit pas à la clinique des enseignements bien utiles en ce qui concerne LE VOLUME DU CŒUR. Ici règne une grande incertitude. Y a-t-il *atrophie ou hypertrophie ?* Morgagni note la coïncidence tantôt de l'atrophie, tantôt de l'hypertrophie du cœur. Mais d'autres auteurs sont exclusifs.

Les uns admettent l'atrophie, disant que le cœur est emprisonné, privé de ses moyens de nutrition et, de fait, elle se rencontre souvent chez l'enfant.

D'autres auteurs (Hop. Bernheim) concluent à l'hypertrophie du myocarde, soit d'origine mécanique (lutte contre l'obstacle), soit aussi d'origine inflammatoire, par extension de la péricardite en profondeur, soit enfin par une altération du myocarde dont la nutrition serait gênée par les adhérences (Durand[1]).

Potain admet également l'hypertrophie, mais il est éclectique au sujet de sa pathogénie. Il fait jouer un rôle à la myocardite, à l'insuffisance du myocarde ; le cœur se dilaterait puis s'hypertrophierait.

On admet communément aujourd'hui qu'au début il existe une dilatation, puis une hypertrophie du cœur. Mais, celui-ci finit par se fatiguer dans cette lutte contre l'obstacle, il est finalement vaincu ; l'on note alors l'atrophie et la dégénérescence granulo-graisseuse du myocarde. Celle-ci serait plus précoce et plus constante dans les formes tuberculeuses.

En réalité, la question est bien plus complexe. Un seul fait est bien établi, c'est que l'on trouve le cœur tantôt

---

[1] Durand, *Etude sur le segment contractile du cœur* (thèse de Lyon, 1879).

atrophié, tantôt augmenté de volume. Ces variations
dépendent à la fois de la nature de la symphyse et peut-être
aussi de la rapidité avec laquelle la symphyse a été constituée ; d'autre part, lorsque le cœur est gros, il s'agit tantôt
d'une dilatation, tantôt d'une hypertrophie. En dehors de
l'influence de la lésion du péricarde sur ces modifications
de volume, il faut tenir compte d'autres causes concomi-
tantes qui peuvent exister chez le même malade (lésions
valvulaires, emphysème, artériosclérose, néphrite).

Comme on le voit, cette incertitude dans l'appréciation
du volume du cœur n'est pas faite pour faciliter le diagnostic, si bien que dans son *Traité clinique des maladies du
cœur*, Bouillaud disait : « Je ne connais aucun signe certain qui puisse faire reconnaître les adhérences du péricarde ». Est-ce donc à l'absence des symptômes qu'il
faille attribuer les difficultés du diagnostic ? Loin de là :
« La symphyse cardiaque, dit M. Weill, a été, plus que
toute autre cardiopathie, dotée de manifestations sympto
matiques sensibles à une exploration directe de la région
précordiale. Et cependant, c'est elle qui a provoqué les
erreurs les plus nombreuses, soit qu'elle ait passé inaperçue, alors qu'elle existait, soit qu'on l'ait reconnue alors
qu'elle faisait défaut. »

Nous allons essayer d'apprécier la valeur des symptômes physiques que l'on peut rencontrer au cours de cette
affection.

Envisageons d'abord les signes fournis par l'inspection
de la région précordiale.

La dépression de la paroi rencontrée par Bouillaud
dans cinq à six cas, a une grande valeur certes, mais
elle exige pour se produire des adhérences généralisées

du péricarde à la plèvre, aux côtes et au sternum, agissant sur un système osseux peu résistant comme celui des jeunes sujets.

La *dépression systolique de la pointe* (William, Sibson) a joui d'une valeur plus grande, mais elle fait défaut chez l'enfant (Cadet de Gassicourt). Jaccoud a essayé de fixer sa valeur : il faut la percevoir sur une étendue assez grande de la région précordiale (dépression pluricostale) ; la simple dépression unicostale a une importance assez minime.

Pour Potain, c'est un signe infidèle, difficile à distinguer au lit du malade de la pulsation négative de Marey (sus-apexienne, unicostale).

Voici, d'autre part, l'opinion de M. le professeur agrégé Weill : « J'ai observé la dépression pluricostale chez un enfant mort avec un rétrécissement et une insuffisance mitraux sans symphyse. Sur trois cas de symphyse rhumatismale, et sur trois cas de symphyse tuberculeuse, je n'ai pu la constater malgré une recherche systématique. Dans la plupart des faits, il y avait des adhérences entre le cœur, le diaphragme et la paroi précordiale. »

M. Weill attribue l'absence de ce signe dans la symphyse tuberculeuse à la faiblesse du myocarde qui, atrophié, ne peut ni par traction, ni par aspiration déprimer la paroi costale.

M. Mouisset ne l'a jamais constatée chez ses malades ; d'autre part, il l'a observée une seule fois : dans le service de M. le professeur Lépine, le retrait existait chez un cardiaque ; or, l'autopsie a montré qu'une bride fibreuse unissait le feuillet pariétal du péricarde à la paroi costale, mais en aucun point, il n'y avait d'adhérence entre les deux feuillets de la séreuse.

Pour la même raison, on ne rencontre pas le *choc diastolique* de la base de Potain, de Friedreich.

L'*ondulation précordiale*, signalée pour la première fois par Aviragnet, se retrouve dans les cirrhoses du foie.

La *voussure précordiale* exige pour se produire l'hypertrophie du cœur. On comprend son inconstance.

La *palpation* ne fournit pas de renseignements plus positifs. Suivant les cas on note la *faiblesse*, *l'absence* même du choc de la pointe, attribuables à l'atrophie du myocarde, ou au contraire un choc *hyperkinétique*. Pour l'œil, a-t-on dit, il y a retrait, pour le doigt, choc. Grâce aux adhérences entre le péricarde et la paroi, ce *choc serait plus net à l'inspiration*.

L'*invariabilité de position de la pointe*, malgré les changements de position imprimés au malade, est d'un précieux secours pour le diagnostic des adhérences d'origine rhumatismale ; mais dans *la forme tuberculeuse, le choc apexien est imperceptible à l'œil et au doigt*, toutefois son absence n'indique pas plus une symphyse du péricarde qu'une péricardite avec épanchement, qu'une médiastinite. Ce signe n'a donc de valeur que lorsqu'il est associé à d'autres symptômes.

La *percussion* donnera des signes bien différents suivant les cas. Cela tient à l'inconstance du volume du cœur. D'une manière tout à fait générale, on admet que dans la forme tuberculeuse le cœur est atrophié, dans la forme rhumatismale il est augmenté de volume. Cette loi n'a rien d'absolu, nous en avons vu les raisons.

Bien plus grande est l'importance de l'*invariabilité de l'aire de la matité précordiale*. Ce serait le seul signe certain de la symphyse pour M Weill.

Cependant Potain fait remarquer qu'une adhérence au sternum est nécessaire.

La *diminution du tympanisme de l'espace de Traube* ne se retrouve que dans de rares observations.

De tous ces signes, sur lesquels les auteurs se sont étendus avec complaisance, aucun n'est pathognomonique, leur association seule est une présomption de symphyse car ces signes n'indiquent qu'une lésion, la médiastinite antérieure. Celle-ci qui, souvent, coexiste avec la symphyse, peut exister seule, et la constatation des signes locaux a pu, dans ces cas, faire diagnostiquer une symphyse qui n'existait pas.

L'*auscultation* nous donnera des signes variables. Les uns paraissent dus aux adhérences : *claquement mésosystolique, renforcement à timbre métallique* des bruits au niveau de l'épigastre (Manesse, 1895).

D'autres sont dus à la myocardite : *bruit de galop* de Franck, *dédoublement du deuxième bruit*, Raynaud, Friedreich, Potain (thèse de Durand, 1895), *disparition du second bruit* (Aran), *bruit de rappel paradoxal* (Gilbert et Garnier). M. le Dr Weill insiste avec juste raison sur le *rythme fœtal* (thèse de Boissin. 1895); il ne s'observerait que dans les formes atrophiques.

Il faut attacher peu d'importance aux *souffles d'insuffisances fonctionnelles*. Loin d'aider au diagnostic, ils ne font que l'obscurcir.

L'étude de la *circulation périphérique* nous montre quelques phénomènes intéressants. Du côté des veines du cou, on note parfois un *gonflement inspiratoire*; dans d'autres cas, un affaissement diastolique brusque dû à l'allongement de la veine cave supérieure fixée par des adhé-

rences. C'est ce phénomène qui a reçu le nom de *collap-
sus diastolique des veines du cou*. Reigel l'a observé, dans
un cas de persistance du trou de Botal et dans une insuffisance triscupidienne sans adhérences péricardiques.

Le *pouls paradoxal de Kussmaul*, que l'on rencontre
aussi « consiste dans l'affaiblissement inspiratoire du
pouls. Il serait caractéristique de la médiastino-péricardite
celluleuse et résulterait des tractions que le sternum porté
en avant pendant l'inspiration exercerait sur l'aorte par
l'intermédiaire des brides fibreuses qui la réunissent, et
de son rétrécissement momentané. Les recherches ulté-
rieures ont démontré que le pouls paradoxal existe à l'état
normal qu'on respire profondément (Sommerbradt). On le
retrouve dans la dyspnée par obstacle à la rentrée de l'air,
dans l'anévrisme de l'aorte, et surtout dans la péricardite
avec gros épanchement ». Merklen [1].

« Le *système veineux tout entier* peut être interné
dans la gêne de la circulation. Les extrémités sont cyanosées ; sur les jambes, de petites veines dilatées prolon-
gent la teinte cyanique ; autour des genoux, la peau présente des marbrures violettes. Sur le tronc, le réseau veineux supplémentaire n'est pas limité à l'abdomen, une ou
deux veines saillantes se détachent sur la poitrine.

Les veines du cou sont gonflées, les lèvres sont très
décolorées. A la face, au niveau de l'angle interne de l'œil
et sur le front, on aperçoit les veines ophtalmiques et frontales ; ces vaisseaux deviennent encore plus apparents dès

[1] Merklen, art. SYMPHYSE DU PÉRICARDE, *Traité Brouardel-
Girode*, tome VI.

que le sujet passe de la situation horizontale à la position
assise. » (Dr Mouisset[1].)

Ce signe de dilatation des veines périphériques, d'une
grande importance diagnostique peut se voir chez les malades atteints de rétrécissement mitral. Mais, en l'absence
de symptôme de cette maladie valvulaire, il doit attirer
l'attention et faire songer à la possibilité d'une symphyse.
Il se retrouve dans beaucoup de nos observations.

Quant aux signes fonctionnels que l'on rencontre
dans l'affection qui nous occupe, ils sont excessivement
variables. Tantôt elle ne se révèle par aucun signe clinique, tantôt elle prend l'aspect d'une affection valvulaire
mal compensée, tantôt elle vient compliquer les lésions
orificielles qu'elle aggrave. Souvent, aussi, elle revêt l'aspect clinique de l'anasarque ou de l'ascite.

La symphyse égare souvent le diagnostic, c'est la
grande simulatrice d'affections valvulaire, hépatique,
rénale et péritonéale.

C'est à l'étude de ces différentes formes que nous allons
consacrer ce travail. Après un court historique, nous
essayerons une classification clinique, puis, étudiant chacune de ces formes en particulier, nous tenterons d'en
établir la pathogénie.

Les considérations qui précèdent nous éviteront de
revenir sur les signes physiques de la symphyse cardiaque, et nous permettront d'aborder librement l'étude des
formes cliniques.

---

[1] Dr Mouisset, *loco citato.*

LES FORMES CLINIQUES

HISTORIQUE. — CLASSIFICATION

On conçoit la gêne que peuvent apporter aux mouvements du cœur la symphyse cardiaque, soit qu'elle entrave mécaniquement la locomotion de l'organe, soit qu'interviennent les lésions myocarditiques presque inévitables. Si les lésions valvulaires peuvent se compenser, les lésions produites par la symphyse sont irréparables.

Les troubles fonctionnels qui en résultent furent successivement signalés par *Vieussens*, *Lancisi*, *Merkel*, *Sénac* qui ébauchèrent une première description symptomatique.

Corvisard n'y ajouta rien, considérant, d'ailleurs, qu'il s'agissait d'une affection incompatible avec la vie.

Cependant, le même auteur dit aussi avoir trouvé au cours d'autopsies des symphyses n'ayant amené aucun trouble fonctionnel pendant la vie. Mais ses recherches sont restées limitées. Ses élèves et ses successeurs ne vont guère s'occuper de cette division fondamentale. C'est

alors que l'on trouve des travaux contradictoires sur l'anatomie pathologique et la clinique, comme si chaque auteur
avait décrit un cas particulier. On dirait que la symphyse
cardiaque est un véritable protée, revêtant une forme
nouvelle au fur et à mesure qu'elle se présente à un observateur nouveau. On considère alors le diagnostic comme
très difficile. Il devint possible dans quelque cas, grâce
aux physiques dont la connaissance est due à *Heim,
Sonders, Skoda, Aran, Friedreich, Potain.*

Les observations de ces dernières années montrent la
fréquence relative de l'affection et la diversité de ses
causes. Après s'être acharné à trouver à la symphyse des
signes locaux caractéristiques, on a cherché, à notre
époque, à fixer son évolution et ses formes cliniques. Les
leçons de *Cadet de Gassicourt*[1] sont le premier reflet de
cet esprit nouveau.

Blanc[2], dans sa thèse inaugurale, dit que parfois la
symphyse ne produit aucun symptôme; que, dans d'autres
cas, il y a des signes en apparence cardiaques ou pulmonaires; enfin, qu'il existe des signes locaux pouvant
faciliter le diagnostic. La mort arrive par asystolie
et quelquefois subitement dans un accès d'angine de
poitrine.

Morel Lavallée[1] pense que la symphyse « n'a pas une
symptomatologie encore nettement individualisée, car, à
côté des cas dans lesquels cette symptomatologie a été bien
dessinée, bruyante même, l'on rencontre des observations

[1] Cadet de Gassicourt, *Clinique sur les maladies des enfants*,
t. II.
[2] Blanc, thèse de Paris, 1876.
[1] Morel Lavallée, thèse de Paris, 1885.

nombreuses de symphyses complètement latentes ». Cette classification a été adoptée par MM. Potain, Weill.

Pour *Manesse*[2], il y a symphyse et symphyse; les lésions superficielles du myocarde ne produisent pas de symptomatologie; mais si la lésion envahit le myocarde, alors l'asystolie apparaît. Pour lui, deux formes sont bien individualisées, la symphyse rhumatismale et la symphyse tuberculeuse.

Merklen[3] a repris et étendu cette classification; il assigne à chaque variété étiologique une allure clinique définie. C'est ainsi qu'il décrit une *symphyse rhumatismale*, à marche chronique, ordinairement associée à une dilatation du cœur, à des souffles orificiels fonctionnels ou organiques; une *symphyse tuberculeuse*, souvent latente, parfois associée à une tuberculose pleurale, sans signes locaux du côté du cœur; à marche subaiguë déterminant une asystolie commune irréductible ou à prédominance hépatique; une *symphyse* des *artérioscléreux*, se rapprochant cliniquement de la symphyse tuberculeuse.

Cette classification étiologique cadre mal avec la clinique.

S'il est vrai que la symphyse tuberculeuse affecte des formes discrètes, latentes, il existe cependant des observations analogues (Morel Lavallée) de symphyse rhumatismale. La symphyse rhumatismale, dit-on, simule les cardiopathies valvulaires; mais la symphyse tuberculeuse peut affecter la même modalité clinique.

La symphyse tuberculeuse, d'après les auteurs classi-

[2] Manesse, thèse de Paris, 1895.
[3] Merklen, *loco citato*.

ques, aurait une évolution subaiguë, alors que la symphyse rhumatismale présenterait une marche chronique. Merklen avoue cependant que la symphyse tuberculeuse peut aboutir à une forme fibreuse, se rapprochant de la marche de la symphyse rhumatismale, coupée de rémissions plus ou moins longues.

Ces deux grandes variétés étiologiques peuvent également aboutir à l'anasarque. Si la symphyse tuberculeuse donne fréquemment le syndrome ascite et gros foie, il faut reconnaître aussi que la symphyse rhumatismale se plaît souvent à localiser son asystolie sur le foie et à donner un foie cardiaque avec ascite.

Ces deux variétés de symphyses ont des signes communs : asystolie permanente ou à répétition, matité cardiaque à limite invariable dans les diverses attitudes.

A la notion des formes étiologiques, nous croyons donc être autorisé à substituer celle des formes cliniques basée sur les troubles fonctionnels circulatoires. Manessé, d'ailleurs, concluait dans sa thèse : « Il y aurait intérêt à faire une classification des symphyses cardiaques, classification basée à la fois sur l'étiologie, l'anatomie pathologique et la clinique. »

C'est dans cette intention que Boissin[1], dans une thèse inspirée de M. Weill, a tracé les formes cliniques des symphyses tuberculeuses chez l'enfant.

Continuant cette tendance, nous croyons pouvoir étendre à toutes les symphyses péricardiques ou tuberculeuses, chez l'adulte comme chez l'enfant, la classification

[1]. Boissin, thèse de Lyon, 1895.

qu'il propose pour la symphyse tuberculeuse des jeunes sujets.

Sur les conseils de M. le Dr Mouisset, notre maître, profitant des observations qu'il a bien voulu nous communiquer, nous croyons devoir ajouter aux formes déjà décrites la symphyse avec anasarque.

La classification que nous proposons a non seulement l'avantage d'encadrer tous les cas publiés ; elle a pour appui l'anatomie pathologique. Comme on le verra au cours de cette étude, c'est le caractère des lésions qui commande les formes cliniques. Cette notion est absolument fondamentale.

La symphyse est-elle lâche, le myocarde ne présente-t-il pas d'altérations ; un coussinet adipeux se trouve-t-il interposé entre les deux feuillets épaissis et soudés, la symphyse sera *latente*.

Avons-nous, au contraire, un cœur gros, dilaté, avec des insuffisances valvulaires, le type clinique sera celui d'une *cardiopathie*.

Les dispositions anatomiques des veines sus-hépatiques, les conditions étiologiques spéciales, les lésions hépatiques et quelquefois péritonéales nous expliqueront la grande fréquence de l'*hépatomégalie* et la permanence de l'*ascite*.

Une symphyse fibreuse et serrée, étranglant les veines de la base du cœur, produira l'anasarque. La présence des ganglions médiastinaux expliquera les *œdèmes à localisations anormales* (face, bras).

En d'autres termes, la symphyse cardiaque se présente sous plusieurs aspects cliniques que nous passerons successivement en revue :

1° *Tantôt elle est latente*, rien ne peut faire soupçonner une affection du péricarde;

2° *Tantôt elle simule une affection du cœur lui-même*, une cardiopathie à bruyants symptômes fonctionnels;

3° Dautres fois, la symphyse existe seule, sans signes de lésions valvulaires, et détermine des *hydropisies* dont le tableau clinique est celui de l'*anasarque* ou de l'*ascite avec hépatomégalie*.

Nous insisterons surtout sur ces deux dernières formes particulièrement intéressantes et jusqu'ici moins étudiées.

CHAPITRE PREMIER

LA SYMPHYSE CARDIAQUE PEUT RESTER LATENTE

La symphyse peut rester latente, on en signale de nombreuses observations soit pour la symphyse rhumatismale, soit pour la symphyse tuberculeuse, cependant il est plus exact de dire que la symptomatologie de la symphyse est en rapport avec le degré de la lésion plutôt qu'avec sa nature.

Dans les formes latentes, le fait était déjà signalé par Corvisard, il s'agit d'adhérences lâches, d'épaississement peu marqué des feuillets du péricarde, d'absence de myocardite. Si, au contraire, la symphyse est complète avec un épaississement considérable des feuillets du péricarde, il est rare que cette lésion soit latente.

Il en résulte que la forme latente sera plus rare dans la symphyse tuberculeuse, puisque celle-ci produit en général des lésions plus accusées. On peut même dire que toute symphyse de cette dernière catégorie aboutira à la cachexie cardiaque, à moins que le malade ne soit emporté par une affection intercurrente, et que la lésion n'ait pas eu le temps de se compléter.

L'observation suivante, empruntée à la thèse de Morel

Lavallée, est un exemple frappant de symphyse rhumatismale bien tolérée par le fait d'adhérences cellulo-fibreuses
et d'intégrité du myocarde.

OBSERVATION I (résumée).

(Thèse de Morel Lavallée, d'après une clinique de M. le professeur Germain Sée.)

*Symphyse cardiaque cellulo-fibreuse.— Souffle diastolique de
la base simulant une insuffisance aortique.*

Une jeune fille de dix-sept ans a chaque année, depuis l'âge de
dix ans, une attaque de rhumatisme articulaire aigu. Elle aurait
eu une endopéricardite à sa première attaque.

Elle entre à l'hôpital, au mois de septembre 1892, pour une
nouvelle attaque rhumatismale. Essoufflement, pâleur de cire,
infantilisme. Pulsation du cœur étendue, mais peu énergique. Pas
de frémissement, roulement présystolique de la pointe. A la base,
bruit diastolique doux et effilé. Tracé du rétrécissement mitral ;
amélioration.

Deux mois après, la malade revient avec une fièvre typhoïde et
meurt. Avant la mort on n'a retrouvé ni le souffle diastolique, ni
le râclement présystolique ; dicrotisme typhique exagéré.

Autopsie. —. Symphyse cardiaque serrée et fibreuse à la face
postérieure du cœur, celluleuse et facile à rompre en avant. Cœur
normal, sans dilatation ni hypertrophie. Myocarde sain. Rétrécissement mitral ; sigmoïdes saines, aorte suffisante.

« Ainsi, dit G. Sée, voilà une rhumatisante ancienne,
depuis dix ans elle a chaque année une attaque de rhumatisme ; très vraisemblablement, elle a eu dès sa première
attaque, il y a dix ans, une péricardite aiguë terminée par

adhérences, et cependant, à l'autopsie, on ne trouve qu'un rétrécissement mitral suffisant pour expliquer les signes d'insuffisance cardiaque présentés par la malade (essouf-flement, infantilisme); le rétrécissement mitral, comme signes cliniques, a peut être donné un souffle diastolique pris pour un souffle symptomatique d'une insuffisance aortique. On sait que cette erreur n'est pas facile à éviter, mais la symphyse généralisée, ancienne, n'a entraîné ni signes cliniques, ni lésions myocardiques qui lui soient imputables. Et cependant la symphyse s'était montrée à l'âge de sept ans, au moment même du développement du myocarde. »

La symphyse rhumatismale peut donc rester latente, et cela pendant de longues années, et c'est à l'occasion d'une ou plusieurs poussées phlegmasiques dues à des atteintes successives de rhumatisme articulaire que surviennent les premières manifestations de l'asystolie. Parfois encore, la symphyse à peine accusée jusque-là, devient l'origine d'une série asystolique à l'occasion d'une maladie aiguë intercurrente, grippe, bronchite, pneumonie, et chez la femme à l'époque de la ménopause. On a alors sous les yeux le tableau d'une cardiopathie grave, type clinique que nous étudierons plus loin.

Ces formes latentes ne forment, il faut l'avouer, qu'un groupement d'attente. Les observations publiées sont déjà anciennes, et à mesure que la symphyse sera mieux connue, avec les progrès de l'investigation clinique, il est probable que beaucoup de cas analogues seraient diagnos-tiqués.

La *symphyse tuberculeuse*, avec ses cœurs petits, atro-phiques, la *symphyse des artérioscléreux*, aiment les formes discrètes, dissimulées. Il n'est pas rare, à l'autopsie d'un adulte, d'un vieillard même, mort subitement en pleine santé apparente, de découvrir une symphyse du péricarde ne s'étant manifestée pendant la vie par aucun symptôme appréciable.

Une observation relatée par M. le Dr Weill, fait bien comprendre cette modalité spéciale de la symphyse: « Un cocher reçoit à l'âge de trente-quatre ans un coup de timon à la région précordiale. Pendant huit ans il ressent à ce niveau une douleur avec légère oppression, qui ne le gêne pas dans sa profession. Il meurt subitement à quarante-cinq ans. L'autopsie révèle une symphyse cardiaque. Le myocarde n'est ni atrophié, ni hypertrophié. Il y a de l'aortite chronique avec insuffisance des valvules et oblitération de l'orifice des coronaires. »

Ainsi la lésion était demeurée huit ans sans produire d'autres phénomènes fonctionnels qu'une légère oppression et un peu de douleur.

On note plusieurs observations analogues dans la *thèse de Rousseau*, dans le mémoire de Letulle sur les *péricardites latentes*.

Il nous reste un dernier point à élucider avant d'abandonner cette question. La *symphyse latente* est-elle *possible chez l'enfant?*

Il semble, au premier abord, que cette forme doive être exceptionnelle chez lui. Cependant plusieurs observations en ont été rapportées.

Dans un cas de G. Sée, l'affection était due au rhumatisme.

Ordinairement il faut incriminer la tuberculose et surtout les formes chroniques. Dans celles-ci, en effet, grâce à la lenteur du processus, le cœur encore sain réussit en se contractant à étirer, à allonger les adhérences dès leur formation.

M. le Dr Weill attribue une plus grande importance à la forme anatomique de la lésion. La symphyse tuberculeuse fibreuse, comparable à l'ankylose d'une jointure, est rarement latente ; elle se traduit bientôt par des phénomènes fonctionnels graves. Au contraire, dans la forme fibrocaséeuse, le cœur tolère facilement la lésion péricardique, et peut résister indéfiniment sans jamais se révéler. Dans cette variété fibrocaséeuse, véritable tumeur blanche, « on voit se constituer sous le feuillet épicardique aux dépens des cellules adipeuses qui s'y trouvent, une véritable couche glissante formée de cellules adipeuses et de granulations caséeuses, couche qui peut acquérir un développement considérable, jusqu'à 1 centimètre d'épaisseur » (Bard et Tellier).

Ce coussinet graisseux peut permettre au cœur de glisser sur lui comme sur une nouvelle séreuse imparfaite sans doute, mais suffisant cependant à permettre son libre fonctionnement.

La forme latente de la symphyse tuberculeuse est admise par tous les auteurs même chez l'enfant (Bernheim, M. Raynaud, G. Sée, Jaccaud, Potain).

Nous rapportons plus bas quelques observations de Joffroy, Foucault, Letulle, Rousseau. M. le Dr Weill a pu l'observer chez deux de ses malades dont l'un mourut de granulie, et l'autre de sclérose tuberculeuse des poumons avec symphyse pleurale.

Voici cinq cas où l'adhérence du péricarde à été une trouvaille d'autopsie.

La mort est arrivée avant que les lésions du myocarde aient pu se constituer ; d'ailleurs ces malades n'ont fait que passer à l'hôpital, rapidement enlevés par une affection intercurrente, peut-être un examen minutieux et répété de la lésion précordiale eût-il révélé des signes de symphyse ?

OBSERVATION II (résumée).

(Recueillie par M. Joffroy, *Bulletin de la Société anatomique*, 1869, p. 308.)

Péricardite tuberculeuse primitive, symphyse cardiaque.

Une petite fille de dix ans entre à l'hôpital dans le délire, puis tombe dans le coma, et meurt deux jours après. L'auscultation n'a jamais révélé de bruits morbides, le cœur a battu régulièrement jusqu'au moment de l'agonie, avec un pouls de 132-140, jamais d'irrégularités, ni d'intermittences.

L'autopsie fit voir une granulie récente, cause de la mort, et une symphyse tuberculeuse ancienne qu'on pouvait arriver à décoller.

OBSERVATION III (résumée).

(Foucault, *Soc. anatomique*, 1870).

Jeune garçon de douze ans, mort avec tous les signes de méningite tuberculeuse compliquée de broncho-pneumonie de même nature. Rien au cœur.

A l'autopsie, tubercules dans le cerveau, les méninges, les poumons, les ganglions bronchiques et mésentériques, et en particulier dans le péricarde qui est complètement adhérent au cœur.

Observation IV (résumée).

(Empruntée au Mémoire de Letulle).

Un enfant d'un an et demi entre avec les signes d'une broncho-pneumonie double ; il meurt le lendemain. L'autopsie montre des lésions pulmonaires anciennes, une adénopathie trachéo-bronchique similaire, et une péricardite tuberculeuse latente.

Observation V

(Camille Gros, *Bulletin de la Soc. anat.*, 1859.)

L'auteur montre un cœur d'enfant recueilli sur un phtisique mort dans le dernier degré du marasme. Adhérences complètes du péricarde et granulations tuberculeuses qui paraissent développées dans le tissu cardiaque.

Observation VI (résumée).

(M. le prof. agrégé Weill, thèse de Boissin).

Une petite fille de neuf ans entre pour une méningite ; l'autopsie montra des tubercules cérébraux, une méningite tuberculeuse de la base, des ulcérations tuberculeuses intestinales, et une symphyse cardiaque tuberculeuse.

En somme, cette symphyse latente est une trouvaille d'autopsie. On peut dire que dans ces cas la maladie n'a pas eu le temps de se révéler, le malade succombant à une affection intercurrente ou mourant subitement. Dans ces conditions les lésions du péricarde n'ont pas pu produire la myocardite et, par suite, se traduire par l'asystolie caractéristique. Il est même probable qu'en raison de la nature peu accusée des lésions, certaines péricardites puissent rester latentes.

CHAPITRE II

LES FORMES HYDROPIQUES SANS SIGNES
DE LÉSIONS VALVULAIRES

Nous arrivons maintenant à l'étude de formes intéressantes au point de vue séméiologique; dans ces cas, en
effet, la symphyse se présente avec la symptomatologie
d'une affection paraissant avoir son siège ailleurs que dans
le cœur ou le péricarde. Ceux-ci paraissent sains et c'est
le rein, le foie ou le péritoine que l'on accuse de tous les
accidents produits.

Les erreurs de diagnostic s'expliquent d'autant plus que,
dans ces cas, la symphyse cardiaque existe seule, sans
lésions valvulaires; comme l'a si bien dit M. Weill, « le
cœur, perdu comme dans une oubliette, assiste inaperçu,
aux effets lointains de sa déchéance. » Les troubles occa-
sionnés frapperont l'observateur soit par leur intensité,
soit par leur répétition. Suivant les cas, on notera : l'anasarque, un gros foie, l'ascite à répétition, des œdèmes
localisés au bras, à la face, et presque constamment une
pleurésie. Tous ces troubles circulatoires peuvent être
engendrés par la symphyse seule en l'absence de toute
affection orificielle. Mais, pour cela, il faut une symphyse
complète, et serrée. Le type le plus ordinaire est fourni

par la symphyse tuberculeuse fibreuse : « On peut la com-
parer, dit M. Weill, à l'ankylose fibreuse d'une jointure ;
le myocarde paraît enveloppé d'une lame épaisse de 3 à
5 millimètres, d'aspect tendineux homogène, sans diffé-
rence appréciable entre les feuillets viscéral et pariétal. »
Mais outre la gêne mécanique, ce qui agit c'est la myocardite, presque constante dans nos observations.

Au point de vue clinique parmi les multiples symptômes observés, nous croyons pouvoir dégager deux formes
qui, en raison de leur fréquence, de leur aspect clinique
bien spécial, constituent des syndromes autonomes.

Nous décrirons successivement les deux types suivants :

1) L'*anasarque* ;

2) L'*ascite avec l'hépatomégalie*.

Ces deux types sont ordinairement distincts. Mais
entre eux il y a des types de transition. Autrement dit
l'anasarque et l'ascite peuvent se combiner de diverses
façons. Tantôt il y a d'emblée anasarque et ascite ; tantôt à la première attaque d'asystolie on note un œdème
généralisé. Puis sous l'influence du traitement, une amélioration se produit ; enfin une nouvelle rechute est carac-
térisée cette fois, par l'augmentation de volume du ventre
sans anasarque.

Nous trouvons la marche inverse dans d'autres observations, l'affection commençant par l'ascite et se termi-
nant par l'anasarque.

Les deux formes sont souvent associées à une *adénopathie tuberculeuse du médiastin*, avec compression des
pneumogastriques et des gros troncs veineux. Il en résulte
une série de symptômes surajoutés que nous allons trouver fréquemment au cours de ces observations : tachy-

cardie continue, œdème des extrémités supérieures et de la face, hydrothorax double...

Les signes dus à la compression des ganglions peuvent avoir une certaine importance; ils expliquent la symptomatologie plus complète signalée dans quelques cas; mais les adénites et les phénomènes de compression ne peuvent qu'égarer le diagnostic pendant la vie, parce qu'ils peuvent se trouver dans d'autres affections du médiastin.

A. — LA SYMPHYSE DONNE LE TABLEAU CLINIQUE DE L'ANASARQUE

Lorsque la symphyse s'accompagne de cachexie cardiaque, il en résulte des troubles circulatoires qui entraînent la production des hydropisies.

L'hydropisie peut être d'emblée généralisée et apparaître assez rapidement, sans que précédemment le malade ait présenté des signes de faiblesse cardiaque; c'est la forme de l'anasarque.

Nous rapportons plusieurs observations de cette asystolie aiguë qui reste parfois le seul symptôme de l'oblitération du péricarde. Dans quelques cas rares, l'état asystolique est précédé par des *signes de péricardite*. La malade de la clinique du professeur Jaccoud va nous en fournir un bel exemple.

OBSERVATION I

Cette femme était soignée depuis trois semaines pour une anémie grave, lorsqu'elle fut prise brusquement un jour de malaise, frissons, oppression; les accidents s'aggravèrent le lendemain, et, dès ce moment, on perçut à la pointe du cœur des frottements

péricardiques qui s'étendirent rapidement sans signes d'épanchement ou d'endocardite; puis, les frottements vinrent à s'éteindre
graduellement dans un espace de cinq jours environ, et alors
apparut l'asystolie aiguë qui emporta la malade au bout de quatre
mois (œdème des membres inférieurs, albuminurie, oppression,
stases viscérales, foie énorme, délire), exactement comme elle se
produit chez les sujets affectés d'une lésion valvulaire.

Le cas de cette malade a le grand avantage de montrer
bien nettement les deux phases de la symphyse, phase
initiale ou de péricardite généralisée, phase terminale la
seule souvent appréciable en clinique, phase de l'asystolie
aiguë.

Dans l'observation suivante, nous notons aussi au début
les signes d'une péricardite puis vient l'hépatomégalie;
l'anasarque ne se montra qu'à la dernière période.

Observation II (résumée).

(Pineau, Soc. anatomique, 1892).

Une femme de vingt-trois ans présente des signes de péricardite aiguë, puis un épanchement pleural surtout marqué à droite;
un mois après elle éprouve une douleur dans l'hypocondre droit,
le foie augmente progressivement de volume; l'œdème des membres inférieurs finit par nécessiter le repos au lit. Cet œdème
énorme n'était pas influencé par les diurétiques, il diminuait par
les mouchetures, mais reparaissait aussitôt que celles-ci s'étaient
cicatrisées. La mort survint dans l'asystolie (congestion hépatique,
rénale, pulmonaire, fièvre, délire).
L'autopsie montra une symphyse cardiaque totale de nature
tuberculeuse, accompagnée de myocardite, de tuberculose des
ganglions du médiastin inférieur et des plèvres. Les poumons, le

péritoine étaient sains. Foie muscade, sans cirrhose, quelques bacilles de Koch.

OBSERVATION III (inédite).

(Communiquée par M. Mouisset).

Péricardite aiguë. — Asystolie périphérique rapide et progressive insuffisamment expliquée par l'examen des différents organes. Absence de signes stéthoscopiques au cœur après la disparition des frottements. — Production rapide d'une hypertrophie cardiaque. — Autopsie. — Symphyse cardiaque totale.

Claudine C..., soixante et onze ans. Rien dans les antécédents héréditaires, ni personnels. Pas mariée, n'a jamais eu d'enfants. Depuis trois semaines, elle souffre de points de côté à gauche, de palpitations et de dyspnée. Elle a gardé le lit jusqu'à son entrée à l'hôpital.

Actuellement, 25 novembre 1897, dyspnée légère ; la douleur thoracique a disparu, ni toux, ni expectoration. Signes de congestion pulmonaire aux deux bases. Au cœur, pointe dans le 5e espace, sur la ligne mamelonnaire, le choc est fort, arythmique. La matité cardiaque n'est pas augmentée. A l'auscultation, les bruits sont sourds, mais ce qui domine, c'est un bruit de frottement râpeux, surtout marqué dans le 3e espace à gauche du sternum ; il paraît mésosystolique. Il augmente à la pression du stéthoscope.

Le pouls est intermittent, irrégulier, rapide à 100.

Rien dans le système veineux périphérique, pas de pouls veineux, ni de stase dans les jugulaires.

Pas de congestion du foie ; pas d'œdème des jambes ni des lombes.

Mictions et urines normales, ni sucre, ni albumine, T. = 38 degrés.

Traitement : toniques et ventouses scarifiées.

Après une disparition des frottements et deux jours d'hypothermie, les frottements reparaissent, la température remonte et se maintient entre 37 et 38 degrés.

Pendant le mois de décembre, la malade se sent bien ; un jour, cependant, elle a eu une menace de syncope ; les frottements s'entendent un jour et disparaissent le lendemain. Quelques râles aux bases, surtout à gauche.

Dans les premiers jours de janvier 1898, l'arythmie augmente, la malade est pâle et éprouve de la dyspnée d'effort. Puis survient un œdème considérable des membres inférieurs, des frottements cardio-pulmonaires de plus en plus nets. On condamne la malade au lit, malgré cela l'œdème des membres inférieurs se produit et augmente progressivement.

L'œdème apparaît aux lombes.

11 janvier. — Embryocardie, sans arythmie.

25 janvier. — Signes d'épanchement à droite.

Après avoir présenté un ictère léger, une respiration soufflante aux deux bases, un foie un peu gros, lisse et douloureux, une escarre fessière considérable, la malade meurt le 13 février 1898.

Autopsie. — Liquide dans la cavité pleurale droite.

Le *poumon* droit pèse 700 grammes, il est fortement congestionné à la partie moyenne, où l'on constate un noyau dur, ne crépitant plus sous le doigt ; léger exsudat fibrineux sur la plèvre viscérale. Le poumon gauche pèse 550 grammes, il est également congestionné, pas d'hépatisation, pas d'infarctus, pas de liquide dans la plèvre. Mais tous ces phénomènes sont secondaires et ne suffisent pas à expliquer les troubles circulatoires.

Les *reins* présentent tous les signes de la néphrite interstitielle (aspect lobulé, kystes, disparition de la substance corticale, la base des pyramides touche la capsule ; celle-ci ne peut se détacher sans déchirer largement la substance même du rein).

Ces reins étaient donc très malades, et cependant des examens répétés n'ont jamais révélé la présence d'albumine. Ce fait constitue une exception fréquente.

Le *foie* congestionné pèse 1330 grammes ; il est un peu diminué de volume et à la coupe, il offre nettement l'aspect du foie muscadé des cardiaques. Pas d'ascite.

La *rate*, 140 grammes, est fortement injectée sans infarctus.

Le *cœur* offre les altérations les plus importantes ; avec le péricarde son poids net est de 780 grammes. Seul, il en pèse 460. Le péricarde est épaissi jusqu'à 3 ou 4 millimètres environ, il offre une *symphyse totale* et c'est avec difficulté que l'on arrache son feuillet pariétal pour isoler le cœur.

Le cœur hypertrophié n'offre aucune altération valvulaire. Le myocarde est seulement un peu flasque, ses parois sont épaissies. Sur le cœur gauche, l'épaisseur est de 2 centimètres mais 1/2 centimètre au moins est envahi par la surcharge graisseuse. Léger degré d'ectasie aortique. Le cœur droit est simplement dilaté avec hypertrophie légère de son oreillette.

Il est à remarquer qu'après la disparition des symptômes de péricardite, le cœur a continué à ne présenter aucun nouveau signe d'asystolie. Si l'on n'avait pas assisté à l'évolution de la péricardite aiguë, la tachycardie ne serait pas suffisante pour placer dans le cœur seul la cause des œdèmes. Il n'y avait pas d'arythmie, pas de signes de lésions valvulaires ; cependant les bruits étaient sourds pendant les derniers examens, la pointe avait été trouvée très abaissée et déviée. Or, au début du traitement, c'est-à-dire moins de trois mois auparavant, la pointe était à son siège normal.

En résumé, il s'agit là d'une asystolie rapide et progressive paraissant être surtout périphérique, alors que l'organe central de la circulation semble ne pas commander les troubles circulatoires. Dans ce cas particulier, l'asystolie périphérique est restée limitée aux membres inférieurs et à l'abdomen et l'intégrité des veines de la partie supérieure du tronc et de la face a empêché de faire le diagnostic de symphyse ; peut-être cette anomalie était-elle due à ce que la maladie a évolué au repos.

Cependant le diagnostic de symphyse aurait dû être établi d'une façon ferme pour les trois motifs suivants:

1. Existence d'une péricardite aiguë nettement constatée.

2. Apparition de gros œdèmes survenus au lit dans le repos le plus complet, marche progressive des œdèmes donnant le tableau d'une asystolie périphérique nullement expliquée par l'examen des différents organes, reins, foie, cardiopathies valvulaires.

3. Malgré l'absence de signes de lésions valvulaires, le cœur devait être incriminé et la symphyse consécutive à la péricardite devait être admise parce que la pointe s'était rapidement abaissée et déviée. Cette production rapide de l'hypertrophie consécutive à la symphyse doit jouer un grand rôle dans la marche rapide, constamment progressive et définitive de l'asystolie observée chez les malades porteurs de cette affection.

Dans d'autres observations, en l'absence de signe de péricardite antérieure, le diagnostic est encore plus difficile.

OBSERVATION IV

(Letulle, *Presse Médicale*, 1894.)

Il s'agit d'un jeune homme de vingt-neuf ans, entré à Saint-Antoine dans un état asystolique avancé. On se trouve en présence d'une cachexie cardiaque des plus typiques; individu cyanosé, face bouffie, yeux saillants, œdème occupant la totalité du segment sous-ombilical du corps, ascite modérée mais évidente, foie douloureux sans rate appréciable; urines rares (500 grammes) avec des traces d'albumine, œdème pulmonaire considérable, expectoration nulle, pas d'épanchement pleural. Pouls petit, inégal, irrégulier, assez rapide (pouls mitral asystolique par excellence).

Le cœur, recouvert par un certain degré d'emphysème pulmonaire, ne donne pas de matité bien marquée.

La pointe bat mal, vers le 5e espace, l'oreille la trouve plus facilement que la main, les bruits sont sourds, précipités, mais assez appréciables pour permettre d'établir l'absence de tout foyer soufflant au niveau des quatre orifices de l'organe. Il existe de nombreux faux-pas.

L'affection avait débuté d'emblée il y a trois mois sur cet homme qui avait toujours joui d'une excellente santé, par des symptômes de faiblesse cardiaque qui, progressivement, en étaient arrivés à l'intensité actuelle.

Après avoir éliminé successivement les hypothèses de tumeur intra-thoracique, de myocardite, de dégénérescence graisseuse du cœur, de symphyse, on se rattache au diagnostic d'insuffisance mitrale dont le souffle n'existait pas du fait de l'asystolie.

On lui prodigue la digitale sans succès. La mort survint au bout de quinze jours sans complications. A l'autopsie, symphyse tuberculeuse complète, cœur moyennement dilaté, pas d'hypertrophie, ses orifices béants n'offraient aucune lésion inflammatoire, le myocarde était histologiquement peu altéré.

OBSERVATION V

(Fauvel rapportée par Rilliet et Barthez,
Traité des maladies des enfants, 1854.)

Le malade de Fauvel a présenté un aspect analogue. Il a présenté successivement de l'amaigrissement, une augmentation de volume du ventre; de l'œdème de la face. Amélioration, puis rechute et état permanent d'anasarque.

Il existait une légère voussure précordiale, des bruits sourds, une augmentation de l'aire de matité et une forte impulsion cardiaque.

Les deux feuillets du péricarde étaient réunis par des adhérences celluleuses très fortes ; le cœur était hypertrophié sans altération du myocarde.

Le fait clinique suivant a été observé par M. le Dᵣ Mouisset, dans le service de M. le professeur Bondet :

Observation VI (résumée).

Un jeune homme de vingt à trente ans entre dans le service de M. Bondet, avec de l'anasarque. On diagnostique une néphrite aiguë.

Le lendemain, disparition complète des œdèmes. L'interrogatoire du malade montre qu'en dehors de l'anasarque et de l'albuminurie considérable, des symptômes importants du mal de Brigth font défaut.

Cyanose des extrémités inférieures pendant l'examen, dès que le malade est assis les jambes pendantes.

Production rapide de l'œdème dès que le malade est levé, disparition pendant la nuit. Pendant le séjour à l'hôpital, septicémie aiguë à la suite d'une plaie de la plante du pied. Mort en quatre jours.

Le diagnostic de symphyse cardiaque, porté par M. Bondet, a été confirmé par l'autopsie.

Dans l'observation suivante, le malade a eu une affection aiguë ayant évolué en dix-huit jours (une pneumonie gauche probablement). A la suite se manifesta une asystolie précoce, rapide, sans arrêt, ayant amené la mort six mois après le début des accidents. M. Mouisset diagnostiqua une symphyse qui fut vérifiée à l'autopsie.

OBSERVATION VII (inédite).

(Due à l'obligeance de M. le Dr Mouisset.)

*Symphyse cardiaque probablement consécutive à une
pneumonie gauche. — Anasarque.*

François G..., trente-huit ans, boulanger.

Point de côté à gauche pendant tout le mois de janvier 1892,
nécessite, en février, l'entrée du malade à l'Hôtel-Dieu, dans le
service de M. le professeur Lépine. Guérison après dix-huit jours
de maladie. Cependant, la marche provoque des palpitations sans
œdème et le travail est impossible (expectorations, toux, dyspnée)
et nécessite quatre mois de repos.

Au mois de juin, cinq jours après avoir repris son travail, il
ressentit un battement épigastrique.

L'œdème débute par les membres inférieurs, augmentant jusqu'à
produire l'anasarque au bout de huit jours. Sous l'influence du repos et du régime lacté, l'enflure a complètement disparu en quarante jours.

Six jours après une reprise de travail, l'œdème reparut abou-
tissant à l'anasarque.

Entré à l'Hôtel-Dieu le 16 septembre, traité par le repos, le lait
la digitale. Depuis lors, l'état reste stationnaire. Le 11 octobre
entre à Sainte-Eugénie.

Emphysème pulmonaire. La face est d'une pâleur verdâtre, les
muqueuses décolorées et cyanosées. Les jugulaires sont gonflées,
sans pouls veineux, leur tension est excessive.

La pointe du cœur est mal perçue. Les bruits sont faibles à la
pointe, rythme pendulaire. Pas de souffles. A la base, le premier bruit, prolongé et râpeux, a le timbre d'un frottement.
Pouls, 130, presque insensible. La matité hépatique ne paraît pas
augmentée. Vomissements depuis trois jours. La langue est sale.
Anorexie.

Notons une asystolie veineuse périphérique même en l'absence d'œdème. Après le repos, en effet, pas d'œdème, mais les pieds sont rouges, violacés, le malade dit que, lorsqu'il est levé, ils enflent en un quart d'heure. Leur coloration s'accentue dès que le malade est levé.

Les urines sont très colorées et renferment beaucoup d'albumine.

4 novembre. — Subictère de la conjonctive.

6 novembre. — Souffle systolique net qui ne se propage pas dans l'aisselle, mais a son maximum à la pointe.

Dans l'après-midi, accès de dyspnée intense ayant duré plusieurs heures, ressemblant à une dyspnée urémique. Seulement quelques centaines de grammes d'une urine colorée. Depuis, l'oppression et la teinte bleue asphyxique s'accusent davantage.

13 novembre. — Après une mauvaise nuit, pendant laquelle les inhalations d'oxygène sont restées impuissantes, on trouve le malade de plus en plus asphyxiant. L'insuffisance d'urination est toujours la même, beaucoup d'albumine.

L'œdème et la teinte violette des membres inférieurs ont augmenté et gagné l'abdomen. Bouffissures de la face et du cou avec aspect pro-consulaire. Saignée de 300 grammes, inhalations d'oxygène, injection de 80 centigrammes de caféine. Le soulagement est rapide.

Les jours suivants, on continue la caféine et l'oxygène. Les urines deviennent presque limpides (la semaine précédente, elles étaient boueuses et sédimenteuses) ; mais leur quantité reste minime. Les selles ne sont obtenues que par lavement. Albuminurie. Odeur chloroformée de l'haleine.

16 novembre. — Pouls petit, régulier, 128.

L'impulsion cardiaque est assez forte, la pointe difficilement localisable paraît battre sous la sixième côte, à trois travers de doigt de la ligne mamelonnaire. Toujours même souffle systolique doux à la pointe, à maximum sur le bord gauche de l'appendice xiphoïde, se propageant un peu dans l'aisselle.

Pas d'épanchements pleuraux. Le foie, manifestement abaissé, ne paraît pas gros. Peut-être un peu d'ascite.

Œdème considérable des membres inférieurs, de la paroi abdominale, allant progressivement en décroissant jusqu'en haut de la poitrine,

Sur la région précordiale, le stéthoscope laisse aussi son empreinte. Turgescence énorme des jugulaires sans pouls veineux ; bouffissure de la face, teinte violette des oreilles, du front, du nez ; dilatation exagérée des veines de la face.

Ecchymose sous-conjonctivale de l'œil gauche.

Urines rouges, 700 grammes dans les vingt-quatre heures.

L'albumine a un peu diminué après la saignée.

Mort le 18 novembre, dix mois après le début, sans fracas, paisiblement pendant son sommeil.

Autopsie. — Après ablation de la paroi thoracique antérieure, les poumons et surtout le cœur se montrent très volumineux. La pointe se trouve bien exactement, comme l'indique l'observation, sous la 6ᵉ côte.

Avant même d'avoir séparé les organes, le pincement impossible du péricarde par-dessus le cœur fait reconnaître la symphyse diagnostiquée pendant la vie. Le cœur est extrêmement gros, débarrassé des oreillettes, il pèse encore 1050 grammes. Le péricarde se montre très épaissi dans son feuillet fibreux qui est accolé de toutes parts au feuillet viscéral tantôt par de larges plaques continues, tantôt par des tractus résistants circonscrivant des logettes comprises entre les deux feuillets. En somme, la symphyse est complète.

En haut, du côté de la base et des gros vaisseaux, le péricarde se montre de même fortement adhérent aux artères aorte et pulmonaire et aux veines caves. Tous ces vaisseaux sont enlisés dans le tissu fibreux épaissi et les veines comme étranglées par lui.

Coupe perpendiculaire à l'axe du cœur : la séreuse péricardique pénètre loin dans l'épaisseur du myocarde sous forme d'une lame irrégulière, qui a la couleur et la consistance d'une couenne de lard.

Les oreillettes sont très largement dilatées et, de plus, leur surface interne présente une musculature qui a pris en s'hypertrophiant, l'apparence des colonnes charnues des ventricules. Ceux-ci sont l'un et l'autre très dilatés aussi, mais sans hypertrophie, et même à côté de cette énorme dilatation, les parois semblent minces. Le myocarde, pâle et jaune, est cependant résistant, assez dur, ne se laisse pas déchirer facilement. A la pointe du ventricule gauche, on voit des colonnes charnues blanches comme du tissu tendineux et sclérosées. Pas de traces d'endocardite. L'orifice mitral n'est pas insuffisant. L'orifice tricuspide admet cinq doigts mais c'est une insuffisance fonctionnelle par dilatation du ventricule droit. Rien à l'aorte.

Les poumons sont congestionnés, mais pas de tubercules. Rien du côté des plèvres.

Les reins de volume normal sont un peu pâles, mais sans altération de l'une ou l'autre substance. Leur striation est parfaitement conservée.

Le foie présente la cirrhose cardiaque ; il est petit, rétracté, dur mais dense. Poids, 1450 grammes. A la coupe, il crie et présente l'aspect muscade avec prédominance des îlots blancs de sclérose sur les lobules.

Marfan relate dans le *Bulletin médical* (1898) un cas analogue, que nous croyons utile de rappeler brièvement en le faisant suivre des commentaires de l'auteur, véritables guides dans la marche à suivre pour aboutir au diagnostic.

OBSERVATION VIII (résumée).

Marfan, *Bulletin médical*, 1898.

Un enfant de trois ans, rapidement examiné à la polyclinique, présentait un symptôme saillant, de l'anasarque généralisé aux membres et au visage. On pense d'abord à une néphrite consécutive peut-être à des infections cutanées secondaires à la vaccination (l'enfant avait eu une série de furoncles après la vaccination). Cette néphrite avait d'ailleurs pu être aggravée par un vésicatoire placé au thorax quelque temps avant l'entrée. L'auteur recherché alors la confirmation de son diagnostic. Il élimine d'emblée l'œdème cachectique, l'œdème cardiaque, car il n'y avait rien au cœur; d'ailleurs les cardiopathies acquises sont rares au-dessous de six ans et l'œdème qu'elles déterminent est ordinairement limité à la région sous-ombilicale.

Cependant deux signes ne cadraient pas bien avec l'hypothèse d'œdème d'origine rénale.

1° La peau était violette, cyanosée (dans les œdèmes brightiques, elle est blanche).

2° Le foie était gros, ce qui est rare chez le brigthisme.

Les urines étaient rares, mais l'albumine qui n'existait qu'à l'état de traces le premier jour avait complètement disparu le second jour et cependant l'anasarque s'aggravait. Marfan se mit alors à chercher une cardiopathie. Or, chez l'enfant, l'athérome et la myocardite primitive font défaut, l'endocardite est chez lui relativement bénigne (elle peut guérir, ou bien elle est merveilleusement tolérée). Reste donc la péricardite, toujours grave chez l'enfant puisqu'elle se termine ordinairement par symphyse. C'est alors qu'avec un examen systématique il trouva chez le petit malade une rétraction systolique de la pointe. Le choc de la pointe, qui à l'entrée était difficile à percevoir, trois semaines après, se trouvait dans le 5° espace (léger degré d'hypertrophie du cœur gauche). La percussion ne dénote pas une augmentation de l'aire de matité précordiale.

Rythme fœtal à l'auscultation.

L'enfant n'ayant jamais eu de rhumatisme, on conclut à une symphyse tuberculeuse.

En faveur de cette étiologie : volume normal du cœur, choc de la pointe difficile à percevoir, rythme fœtal, pas de souffle; matité au niveau de la bronche droite (sans doute masse ganglionnaire).

Signes d'induration du sommet gauche. Marfan a eu recours à la théobromine (0,75 par jour) qui provoque une augmentation de la quantité d'urine, une disparition presque complète de l'anasarque et du rythme fœtal.

L. B.   4

— 50 —

La myocardite a été retrouvée dans plusieurs de ces cas. Dans le cas de Letulle (obs. IV), le myocarde était peu altéré, mais le cœur était moyennement dilaté et ses orifices étaient béants. Dans l'observation V (Fauvel), le myocarde n'était pas altéré, à l'œil nu tout au moins. Dans le cas de M. Mouisset (obs. VII), le péricarde adhérait fortement aux artères aorte et pulmonaire et aux veines caves. Celles-ci étaient comme étranglées par le tissu fibreux en raison de leur moindre résistance. Il est probable que ces brides fibreuses, outre la myocardite concomitante, devaient jouer un grand rôle dans la production des œdèmes.

Comme on a pu le voir, l'*anasarque* peut être précédé par les signes de péricardite (obs. I, Jaccoud ; II, Pineau ; III, Mouisset) ; il survient souvent d'emblée, au début de l'affection, c'est alors le premier signe de l'asystolie, ou à la période terminale (obs. V, Fauvel ; II, Pineau). Cet œdème a des caractères particuliers ; il n'est pas toujours limité à la partie inférieure du corps comme celui des cardiopathies valvulaires, il envahit souvent le thorax, les membres supérieurs, le cou et la face (obs. IV, Letulle ; V, Fauvel ; VII, Mouisset ; VIII, Marfan).

Cet œdème diffère notablement de l'œdème blanc, mou des brigthiques. Il est souvent bleu violacé, fréquemment sillonné de dilatations veineuses.

Dans certains cas il est rapidement influencé par le repos disparaissant quand le malade est couché, augmentant dès qu'il est debout. Ce phénomène est nettement signalé dans l'observation VI (Boudet) et dans le cas de M. Mouisset (obs. VII).

Le traitement peut avoir quelque influence sur lui au

début, mais ordinairement l'amélioration n'est que passagère, et il n'est pas rare d'assister à un échec complet des diurétiques et de la digitale.

Malgré sa difficulté, le *diagnostic* a pu être fait dans certains cas (Bondet, Mouisset, Marfan). Les caractères de l'œdème permettront d'éliminer facilement l'œdème cachectique et même l'œdème cardiaque. Celui-ci, en effet, ordinairement limité à la moitié inférieure du corps, ne survient qu'à une période tardive des cardiopathies, après une longue période de compensation. Enfin, il est notablement influencé par la digitale. C'est l'œdème brightique qui prête le plus à la confusion (cas de Bondet, de Marfan).

L'erreur est d'autant plus facile que, dans la symphyse l'œdème peut envahir la face, que les urines rares contiennent souvent un peu d'albumine (congestion rénale); la dyspnée même peut avoir le caractère urémique (obs. VII, Mouisset); l'examen du cœur ne révèle aucune lésion orificielle, c'est là sa meilleure caractéristique.

Cependant le diagnostic est possible quand on trouve un gros foie (exceptionnel dans le mal de Bright), un œdème bleu violacé; sinon le diagnostic reste délicat; dans certains cas, on a pu songer à la myocardite, à la dégénérescence graisseuse du cœur, à une tumeur du médiastin.

Chez l'enfant, le diagnostic est rendu plus facile en raison du petit nombre des causes d'asystolie; la loi de Gassicourt est souvent vraie. « Chez l'enfant, l'asystolie indique presque toujours une symphyse cardiaque. » Chez l'adulte, on le conçoit, la question est plus complexe, le diagnostic se fera un peu par exclusion; la règle de con-

duite en pareil cas est celle qu'a formulée Letulle à la fin
du mémoire si remarquable qu'il a publié en 1894 : « En
présence d'une asystolie de cause inconnue chez l'adulte,
il faut toujours penser à la symphyse tuberculeuse. »

B. — LA SYMPHYSE SE TRADUIT PAR L'ASCITE ET L'HÉPATOMÉGALIE

Historique.

« Les lésions du foie cardiaque, dit M. Mouisset [1], les
adhérences du péricarde sont bien connues, mais pendant
longtemps elles ont constitué un chapitre d'anatomie pathologique sans enseignement pratique. On sait que l'ascite
peut être une complication du foie cardiaque, on connaît
les troubles de nutrition qui aboutissent aux altérations
du muscle cardiaque à la suite des péricardites chroniques
terminées par symphyse et cependant les traités classiques, à propos du diagnostic différentiel de l'ascite, ne
donnent pas une place suffisante au foie cardiaque, développé en dehors des cardiopathies par lésions valvulaires. »

Les premières observations, publiées à de grands intervalles, furent considérées comme des cas isolés, des
curiosités pathologiques. Les malades de *Jolly* (obs. I), de
Cornil (obs. XV) de M. *Lépine* (obs. II), ont présenté
de l'œdème des membres inférieurs et une ascite considé-

[1] Mouisset, *Province médicale*, 10 juin 1899.

rable. L'autopsie a révélé une symphyse cardiaque complète et une péritonite chronique.

En Allemagne, *Weinberg*, *Weigert* ; *Mott*, en Angleterre, ont cité des cas analogues.

Mais ces dernières années la question a été mieux envisagée. M. *Merklen* montre la part qu'il convient de faire aux lésions du péricarde dans la pathologie du foie.

Le premier travail d'ensemble sur la question est le mémoire remarquable de *Hayem* et *Tissier* dans la *Revue de médecine* de 1889.

M. *Weill*, dans une étude très complète, insiste sur les difficultés du diagnostic entre la symphyse du péricarde et la péritonite tuberculeuse. Les thèses de MM. Manesse, Boissin et Venot, résument la plupart des travaux sur la question.

Pick, de Pragues, qui d'ailleurs semble ignorer les travaux français, a fait de l'hépatomégalie permanente la caractéristique clinique de la symphyse, sous le nom impropre de pseudocirrhose du foie d'origine péricardique.

Récemment, on a signalé l'association de la péricardite et de la périhépatite chronique, se compliquant d'une cirrhose à type spécial, plus développée à la surface du foie qu'à son centre, déjà décrite par Poulin [1] et appelée, par MM. Gilbert et Garnier [2], cirrhose hépatogène (obs. XVI). Ces auteurs ont montré que, contrairement à l'opinion d'Hayem et Tissier, cette forme n'est pas spéciale à la tuberculose ; à côté de la symphyse tuberculeuse, il faut faire place à la symphyse des artérioscléreux, à la symphyse péricardo-périhépatique, de nature encore discutée.

[1] Poulain, thèse de Paris, 1875.
[2] Gilbert et Garnier, *loco citato*.

Etude clinique.

Le grand nombre des observations que nous rapportons ci-dessous, leurs caractères identiques justifient
cette forme clinique de la symphyse cardiaque. L'esprit,
en présence des symptômes présentés par le malade, est
souvent détourné vers une lésion secondaire paraissant
occuper le premier plan. Ces lésions secondaires, à symptômes prédominants, se manifestent habituellement sous
l'aspect, soit d'une maladie de foie, soit d'une pleurésie
associée ou non à la péricardite, soit d'une péritonite.

OBSERVATION I (résumée).

(Jolly, *Bulletin Société anatomique*, 1868).

Une femme entre à l'hôpital pour une dyspnée intense causée
par l'ascite considérable et, d'autre part, par une affection cardiaque (léger bruit de souffle systolique, palpitations). Cachexie
avancée. Œdème des membres inférieurs, mort rapide.

Autopsie. — Dans l'abdomen il existait 40 litres environ d'un
liquide jaunâtre, fétide. Le foie est adhérent par toute sa face
convexe au diaphragme, il est atrophié, d'aspect cirrhotique.
Péritonite chronique ; symphyse cardiaque complète avec plaques
osseuses du péricarde. Le cœur très volumineux ne présente
aucune lésion d'orifice.

L'auteur admet que les lésions cardiaques sont insuffisantes pour
expliquer les hydropisies et attribue l'ascite aux altérations de la
séreuse péritonéale.

OBSERVATION II (inédite).

(Due à l'obligeance de M. le professeur Lépine, communication
de M. Garel, à la *Société des sciences médicales*
de *Lyon*, 1880.)

Péritonite chronique, avec symphyse cardiaque.

G. C. M.., cultivateur, âgé de vingt-deux ans, entre à l'hôpital le 27 mai 1879, salle Sainte-Élisabeth, n° 3, dans le service
de M. le professeur Lépine.

Ce jeune homme est pris en 1875 d'œdème des membres inférieurs avec péricardite. L'œdème disparaît au bout de trois
semaines. Pendant deux ans il jouit d'une santé parfaite.

En *septembre* 1877 l'œdème reparaît et le ventre commence
à enfler. Il entre à l'hôpital de la Croix-Rousse et subit six ponctions successives; à cette époque, le foie était encore augmenté
de volume.

A son entrée à l'Hôtel-Dieu, l'ascite est considérable. Une ponction donne 23 litres de liquide, mais après la ponction, on
constate une matité hépatique très diminuée. On sent également
au niveau du pli de l'aine une sorte de tumeur ou bourrelet sur la
nature duquel il est difficile de se prononcer.

Le malade sort de l'hôpital le 5 juin, il est bien amélioré. Il
entre de nouveau le 28 juillet au n° 19 avec une ascite considérable encore. M. Lépine le soumet à un traitement par la scille
à haute dose. A partir de ce moment, le malade se cachectise et
maigrit de plus en plus. L'ascite paraît diminuer. Enfin le malade
meurt dans une syncope le 28 novembre 1878; à l'*autopsie* on
trouve une grande quantité de liquide dans l'abdomen et les plèvres. Un peu d'atélectasie à la base des poumons. On ne rencontre
pas la moindre granulation tuberculeuse.

Du côté du cœur, symphyse cardiaque complète. Les cavités

droite et gauche sont dilatées. Le muscle cardiaque est un peu pâle. Le péricarde est épaissi en quelques points.

Dans la cavité abdominale plusieurs points d'adhérences de l'intestin grêle à la paroi de l'abdomen. Les muscles de cette paroi sont durs et blanchâtres. Le péritoine pariétal est d'un blanc mat, il a de 1 à 2 millimètres d'épaisseur. Mésentère avec ganglions normaux. Le mésentère, ainsi que le péritoine viscéral sont épaissis; quelques anses intestinales adhérentes entre elles. Capsule de la rate épaisse, capsule de Glisson également épaissie et présentant par place de nombreuses pertes de substance arrondies, comme évidées à l'emporte-pièce. Foie petit, présentant les caractères du foie muscade. Reins congestionnés.

L'intestin est examiné avec soin, il ne contient pas la moindre trace de tubercule.

Il s'agissait là, pour M. Lépine, d'une péritonite chronique simple, consécutive au foie cardiaque, et à l'ascite.

Observation III (résumée).

(Weinberg, Müncher. med. Wochens., 1887).

Une femme de dix-huit ans présentait une ascite considérable se reproduisant avec rapidité après chaque ponction. Le foie, augmenté de volume, paraissait bosselé comme dans les tumeurs de cet organe ; au cours d'une laparotomie exploratrice, on le trouva rouge bleuâtre, pas complètement lisse, mais sans tumeur. L'examen du cœur pratiqué à deux reprises avait montré une matité cardiaque accrue, puis normale, et l'absence du choc de la pointe. Le dénouement fatal fut précipité par un érysipèle qui survint à la cuisse. L'autopsie révéla une tuberculose des ganglions du médiastin, une double pleurésie tuberculeuse, une péricardite tuberculeuse adhésive et un foie cardiaque.

On attribue les inégalités de la surface du foie après les ponctions, à l'inégalité de l'afflux sanguin dans les diverses parties de l'organe;

OBSERVATION IV (résumée), du même.

Un jeune homme de dix-neuf ans présente de l'oppression après un état fébrile de quelques jours. A ce moment la matité cardiaque était augmentée, avec un souffle inconstant ; plus tard elle revint à la normale et à la dernière période on trouva le cœur petit.

Rapidement survint dans la plèvre droite un épanchement nécessitant la thoracentèse, et se reproduisant, malgré la digitale, aussi bien à droite qu'à gauche.

Il existait aussi de l'ascite se reproduisant après la ponction, des œdèmes localisés aux membres inférieurs, aux organes génitaux, au bras droit.

La mort vint par asphyxie (hydrothorax considérable).

A l'autopsie, liquide jaune clair dans les plèvres et le péritoine ; symphyse cardiaque complète, tuberculeuse ; cœur petit, sans lésions valvulaires, myocarde gris jaunâtre.

Ganglions médiastinaux.

Congestion rénale, hépathique et splénique.

OBSERVATION V (résumée).

(Mott. *The Practitioner*, London, 1887)

Un jeune homme de dix-sept ans présente de l'ascite avec gros foie. La matité cardiaque est normale, le choc de la pointe à peine sensible. Après plusieurs séjours, l'ascite nécessite des ponctions répétées, le foie devient plus volumineux ; enfin le malade cyanosé meurt dans l'asystolie, avec de l'anasarque deux ans après son premier séjour à l'hôpital.

L'autopsie fit voir une symphyse pleurale des deux côtés ; un péricarde épaissi soudé à la plèvre et au cœur. Ce dernier était dilaté, mais les valvules saines. Foie muscade.

Obervation VI (résumée), du même.

Jeune homme de vingt-trois ans ayant présenté, il y a un an, une pleurésie droite; quelques mois après le ventre augmenta de volume; le malade entre à l'hôpital pour cette hydropisie (ascite et anasarque, signes de pleurésie droite). Rien de particulier au cœur, sinon que la pointe n'est pas perceptible. Les purgatifs sont sans effet; il survient de l'œdème du bras droit; on ponctionne deux fois l'ascite, et le malade meurt deux mois après son entrée à l'hôpital.

A l'autopsie, on trouve une ascite considérable, un gros foie; des signes de péritonite récente; un épanchement pleural droit et une symphyse pleurale gauche.

Symphyse cardiaque complète solide; pas de dilatation, valvules saines; foie muscade, reins congestionnés.

Observation VII (résumée).

(Hutinel, *loco citato*).

Un enfant de six ans de souche tuberculeuse, dans un premier séjour à l'hôpital a présenté des signes de tuberculose pulmonaire, un gros cœur, sans lésion d'orifice; le ventre était saillant, sillonné de veines dilatées, le foie était gros. Pas d'œdème ni d'ascite.

Sept mois après apparurent l'œdème, la cyanose, l'ascite. Après la paracentèse soulagement, mais l'œdème et la cyanose persistent.

Le cœur irrégulier, parfois rythme fœtal, galop; il est hypertrophié, ondulation de la paroi, la rate est grosse.

Puis, aggravation des troubles circulatoires, cyanose et anasarque; dédoublement du deuxième bruit; l'ascite se reproduit rapidement après la ponction. Mort subite quinze mois après le début des accidents.

A l'autopsie, tuberculose pulmonaire, symphyse pleuro-péricardique ; adénopathie trachéobronchique ; symphyse tuberculeuse totale du péricarde, fibro-caséeuse ; hypertrophie du cœur, sclérose du myocarde et myocardite intense.

Ganglions caséeux, au cou, aux aines, dans le mésentère.

Le foie est gris, adhérent au diaphragme et à l'estomac ; 1250 grammes. Il descend au-dessous de l'ombilic. Capsule blanchâtre, épaissie, bosselée par endroits. A la coupe, foie muscade et traînées de sclérose. Granulations tuberculeuses. Rate dure, périsplénite. Reins congestionnés.

Bacilles de Koch dans les ganglions, le cœur, le péricarde, la rate, et même quelques-uns dans le foie.

OBSERVATION VIII (résumée).

(Hayem et Tissier, *Revue de Médecine*, 1889).

Homme de quarante-quatre ans. Quelques excès alcooliques ; pas de syphilis. Actuellement, teinte subictérique ; état fébrile avec dyspnée. Signes de pleurésie droite avec épanchement. Hépatomégalie, dilatation des veines sous-cutanées. Au cœur, bruits rapides, sans souffle, rythme fœtal ; urobilinurie.

Après la thoracentèse, expectoration albumineuse, mort en quelques instants.

Autopsie. — Liquide et granulations tuberculeuses dans les plèvres ; adhérences récentes.

Cœur très volumineux, symphyse totale ; ganglions volumineux à la base du cœur, n'exerçant pas de compression sur les vaisseaux. Pas de myocardite.

Foie : 1720 grammes ; apparence muscade ; pas de granulations. Péritoine : liquide rouge foncé ; pas de granulations ; volumineux ganglions mésentériques.

Observation IX (résumée).

(Recueillie dans le *Traité* de M. le Dr Weill).

Un enfant de quinze ans est pris brusquement d'un anasarque généralisé avec dyspnée, disparu au bout de quinze jours.

Peu de temps après, il se développe une ascite volumineuse avec œdème des membres inférieurs. Le foie est gros; signes d'une ancienne pleurésie à la base gauche, cœur à bruits sourds, affectant le rythme fœtal, réguliers, sans souffle.

Au moment où le patient paraissait près de se rétablir, il se forme un épanchement dans la plèvre droite et le malade meurt brusquement, dix mois après le début des accidents, d'une abondante gastrorragie dont la cause n'a pu être retrouvée.

Le diagnostic était resté hésitant entre celui de tuberculose pleuro-péritonéale, avec dégénérescence graisseuse du foie, ou de cirrhose hépatique de forme anormale.

L'autopsie révéla une symphyse tuberculeuse du péricarde, avec myocarde sans hypertrophie ou dilatation, une symphyse pleurale de la base gauche, un épanchement récent à droite, de l'ascite, un foie muscade avec aspect jaunâtre des parties périphériques du lobule, des reins et une rate d'aspect cardiaque. Il n'y avait de tubercules ni dans les poumons, ni dans les séreuses envahies par l'épanchement, ni dans les viscères abdominaux. Il s'agissait d'une *symphyse tuberculeuse primitive* succédant à une péricardite aiguë et ayant provoqué de la congestion hépatique avec ascite et un épanchement pleural.

Observation X (résumée).

(Pick, de Prague, *Zeitschrift für klinische Medecin.*, 1896).

Homme de quarante-sept ans. *En 1889*, péricardite. Il revient *neuf mois après* pour l'ascite, l'œdème des pieds.

A ce moment, on constata cyanose et teinte ictérique du visage. Petit épanchement dans la plèvre gauche, absence de choc de la pointe, bruits sourds. Légère ascite; foie gros, bosselé (il atteint l'ombilic).

Les diurétiques n'amènent aucune diminution du volume de l'abdomen. Diagnostic : pleurésie, péricardite, cirrhose hépathique (le malade était alcoolique).

En mai 1891, ponction de 12 litres; nouvelles ponctions en juin, juillet, octobre et décembre; à chaque ponction, 10 à 14 litres de liquide. *Jusqu'en mai 1892*, il reste chez lui sans travailler, le ventre n'est pas très gros; il entre alors à l'hôpital (dyspnée, toux) et meurt le 3 novembre avec des phénomènes fébriles, après avoir subi, le 31 octobre, une nouvelle ponction de 5 litres.

A *l'autopsie*, foie de volume normal; muscade et atrophique. Symphyse cardiaque.

Pneumonie gauche cause de la mort.

Observation XI (résumée). Du même.

Un homme de vingt ans remarque que son ventre augmente de volume; il commence une cure d'amaigrissement à Marienbad; il doit l'interrompre à cause de la faiblesse cardiaque.

Six ans après, il entre à l'hôpital pour une ascite avec gros foie; rien au cœur; teinte subictérique des conjonctives. Pendant quatre ans, le malade subit des ponctions répétées. Puis vient un œdème des jambes considérable, sur lequel la digitale n'a aucune prise. Le malade meurt quelques mois après avec de l'hydrothorax.

A *l'autopsie*, le péricarde adhérent forme une véritable cuirasse au cœur; dégénérescence graisseuse du myocarde; valvules saines, foie cardiaque hypertrophique. Rate dure, congestionnée.

Observation XII (résumée).

(Thèse d'Aviragnet, 1892).

Enfant de dix ans, soigné depuis un mois pour fièvre muqueuse. A l'entrée, signes de péricardite avec épanchement : ponction 150 grammes d'un liquide hémorragique. Le lendemain, signes d'épanchements dans la plèvre gauche; liquide hémorragique donné par une ponction exploratrice. On croit alors qu'il s'agit non d'une péricardite, mais d'une pleurésie médiastine.

L'enfant se remet complètement et sort trois mois après, puis il éprouve de l'essoufflement, des palpitations, une augmentation de volume du ventre. Dans un nouveau séjour à l'hôpital on trouve de l'hépatomégalie, des battements cardiaques irréguliers, avec ondulation de la paroi (symphyse probable), il y avait, en outre, un œdème généralisé, albuminurie.

Traitement. — Inhalations de chloroforme, saignée, amélioration rapide. Quelques semaines après, signes de tuberculose cérébrale ou méningée et mort.

Autopsie. — Symphyse cardiaque tuberculeuse, adhérence de la plèvre médiastine droite et du péricarde, tuberculose du poumon droit. Méningite tuberculeuse. Foie cardiaque énorme, sans granulations tuberculeuses visibles à l'œil nu, mais on en a trouvé au microscope.

Observation XIII (résumée).

Letulle, *Presse médicale*, 1894).

Homme de quarante-cinq ans. Pleurésie droite en août; pleurésie gauche quelques jours après, cinq ponctions; affaiblissement progressif. En décembre, dyspnée, œdème des membres inférieurs, ballonnement du ventre, tuméfaction du foie; hypertrophie du cœur, pas de souffle. Digitale sans effet. Mort le mois suivant.

Autopsie. — Pleurésie tuberculeuse double, secondaire à une tuberculose pulmonaire éteinte du sommet.

Le cœur est hypertrophié et dilaté, enserré dans une symphyse péricardique fibreuse avec granulations tuberculeuses.

OBSERVATION XIV (résumée).

(Ewart, *Société harvéienne de Londres*, 6 avril 1899).

Symphyse cardiaque; calcification du péricarde.

Femme de quarante-neuf ans, alcoolique morte de cachexie, après avoir présenté de l'ascite d'origine présumée hépatique. Les accidents avaient débuté il y a cinq ans : le foie était gros, pas d'albuminurie, rien au cœur, sauf, de temps en temps, un léger frottement très inconstant. L'ascite avait été ponctionnée cinquante-deux fois. A l'autopsie on trouva le péricarde fortement adhérent au cœur dans toute son étendue : il présentait une couche de dépôts calcaires qui le rendaient tellement rigide qu'il avait dû empêcher la contraction des ventricules. Cette carapace s'étendait jusqu'au sillon auriculo-ventriculaire et ne recouvrait pas les oreillettes : les parois de ces dernières étaient très hypertrophiées. Cavités ventriculaires très légèrement dilatées. Le foie n'était pas cirrhotique, mais il était un peu hypertrophié à la suite d'une congestion chronique.

Les viscères abdominaux formaient une masse compacte occupant la partie supérieure de la cavité abdominale et adhérente à la paroi. La partie inférieure de la cavité présentait un aspect particulier : on ne voyait rien de l'intestin, sauf le côlon descendant, qui devint visible quand on eut vidé le ventre de l'énorme quantité de liquide qu'il contenait.

Quant au reste de l'intestin, il formait une masse sphérique enveloppée dans un sac péritonéal. L'ascite était donc d'origine cardiaque.

Observation XV (résumée).

(Cornil, *Journal des connaissances médicales*, 1879).

Homme de soixante-quatorze ans, entre avec une pleurésie gauche. Trois mois après, double épanchement pleural plus abondant à gauche. Choc de la pointe pas perceptible. Bruits sourds ; quelques intermittences ; ascite considérable. Œdème des membres inférieurs Pas d'albumine. La digitale reste sans effet.

L'examen du cœur étant négatif, on expliqua l'ascite par une cirrhose du foie et on crut que la pleurésie aiguë puis chronique était due à un refroidissement. Asphyxie progressive. Mort.

Autopsie. — Ascite, cirrhose hépatique, symphyse péricardique complète tuberculeuse. Pleurésie double tuberculose. Pas de tuberculose pulmonaire.

Observation XVI (résumée).

(Gilbert et Garnier, *Société de biologie*, 15 janvier 1898).

Un homme de vingt-quatre ans, pas rhumatisant, indemne de syphilis, mais alcoolique avéré, se présente sous l'aspect d'un cardiaque ; dilatation du système veineux, pouls lent, petit, irrégulier, foie et rate augmentés de volume. Au cœur, pas de lésion valvulaire, mais un trouble du rythme spécial, galop avec allongement du petit silence ; *bruit de rappel paradoxal.*

Trois ans après, l'ascite apparut et augmenta progressivement sans devenir jamais considérable ; puis crises d'asystolie améliorées par le repos et la digitale. Enfin, elle s'installe définitivement et entraîne la mort.

Il s'agissait là d'une cardiopathie d'origine indéterminée, accompagnée de bonne heure des symptômes hépatiques.

Ce n'était pas un foie cardiaque ordinaire (pas de variation de volume, jamais de battement ni de douleur à la pression ; l'ascite n'était apparue qu'à la dernière période de l'affection).

L'*autopsie* montra la nature véritable de cette affection. Aucune lésion valvulaire, symphyse cardiaque complète avec transformation calcaire partielle ; commencement de sclérose myocardique.

Le foie volumineux adhérait au diaphragme et aux côtes ; coque blanchâtre de périhépatite.

Cette périhépatite était plus marquée à la face convexe. La cirrhose, surtout marquée dans les couches superficielles, occupait de préférence les espaces portes. Dégénérescence graisseuse des cellules hépatiques.

Ce malade a donc montré réunies les trois lésions : une symphyse péricardique, une symphyse périhépatique et une cirrhose périhépatogène.

OBSERVATION XVII (résumée)

(Thèse de Boissin).

Symphyse tuberculeuse primitive du péricarde ayant évolué en un an, ayant présenté le syndrome d'une cirrhose hépatique avec ascite à répétition.

Fillette de onze ans ; en deux mois, développement considérable du ventre qui nécessite quatorze ponctions. Le liquide a les caractères des liquides inflammatoires ; la culture et l'inoculation aux cobayes sont restées négatives.

Il existait un œdème considérable des membres inférieurs ; un foie gros. Au cœur, pas de choc de la pointe, pas de dépression systolique, pas d'affaissement des veines du cou.

La matité cardiaque augmentée ne change pas, malgré les déplacements du malade.

Bruits réguliers ; rythme fœtal.

Aggravation de tous les symptômes, pleurésie gauche, mort par asphyxie.

Le diagnostic de *symphyse tuberculeuse* primitive est confirmé par l'autopsie.

Les poumons ne recouvrent pas le cœur, ce qui explique l'augmentation de matité perçue pendant la vie.

Cœur atrophié, dilatation des cavités, pas d'endocardite. Pas d'insuffisance valvulaire. Œdème du myocarde avec quelques lésions dégénératives dans les parties sous péricardiques.

Œdème pulmonaire. Epanchement à gauche.

Foie marbré à la surface ; à la coupe, foie muscade assez dur, sans tubercule.

Congestion diffuse (agonique?) dégénérescence graisseuse périportale. Pas de cirrhose cardiaque, pas de tuberculose.

Liquide dans le *péritoine.* Parois bleuâtres épaissies.

OBSERVATION XVIII (inédite).

(Communiquée par M. Mouisset, d'après l'observation de
M. Chapuis, interne des hôpitaux.)

Ancienne pleurésie gauche. — Ascite due à un foie cardiaque. — Pas de signes de lésions valvulaires. — Pas de néphrite. — Troubles cardio-hépatiques. — Troubles circulatoires périphériques paraissant devoir être rattachés à la pleurésie ancienne avec péricardite et symphyse possible. — Adénite volumineuse du côté droit. — Râles humides au sommet.

G... Catherine, vingt ans, couturière.

Pas d'antécédents tuberculeux chez les ascendants ; elle est la cinquième de dix enfants, dont trois sont morts très jeunes. Les autres sont bien portants.

Fluxion de poitrine à l'âge de trois ans ; on ne peut dire si la maladie siégeait à gauche.

Pas de scarlatine, pas de rhumatisme, pas d'accès d'étouffement. Pas de gêne dans les exercices violents pendant l'enfance.

La malade a eu une croissance normale, toutes les apparences d'une santé superbe.

En octobre 1893, anémie que la malade attribue à un excès de travail ; guérison rapide par le repos et le traitement, jusqu'en février 1894, la malade s'est mariée en parfaite santé. Son mari est probablement tuberculeux.

Brusquement, en mars 1894, à la suite d'un voyage, d'un refroidissement (?), la malade s'alita pendant trois semaines avec un peu de fièvre, de l'oppression, des points thoraciques douloureux des deux côtés, mais surtout à gauche. Deux mois, le Dr Chavanis, de Saint-Etienne, diagnostique une *pleurésie gauche* ; plus tard (août 1894), le Dr Vidal la crut compliquée de *tuberculose pulmonaire*.

Depuis, jamais de guérison complète ; prédominance excessive de *la dyspnée* et de *la cyanose*. Toux émétisante d'abord, puis accompagnée de crachats muco-purulents, jamais sanguins. Points de côté fugaces. Palpitations. La cyanose s'étendait sur les lèvres, le visage, les extrémités ; elle s'accentuait avec l'oppression, elle n'a jamais disparu depuis.

Trois mois plus tard (juin), *ascite* apparaissant brusquement et augmentant rapidement.

Pas d'œdème des membres inférieurs.

En août, œdème cervical gauche, puis du membre supérieur gauche, probablement par adénite axillaire ayant motivé l'application d'une pommade belladonée.

A cette époque, orthopnée pendant huit jours. Ne s'améliorant pas et voyant son ventre grossir de plus en plus, la malade vint consulter à Lyon M. Condamin, qui la fit entrer dans le service de M. Laroyenne, le 6 novembre 1894. D'après l'histoire de la malade et l'examen de l'état actuel, M. Condamin crut à une péritonite tuberculeuse et décida la laparotomie pour le 9 novembre 1894.

Pour le récit de l'opération, laissons la parole à M. Chapuis :

« Sur le lit où elle était dévêtue, la malade se montrait très vivement oppressée ; la teinte bleue du visage, des lèvres, des extrémités supérieure et inférieure était fort sombre. Invités par M. Condamin à examiner cette femme qu'il voulait anesthésier à l'éther, et, ayant eu l'occasion de voir avec M. Mouisset plusieurs symphyses péricardites dont l'habitus extérieur ressemblait d'une façon frappante à celui de la malade présente, nous eûmes de suite la pensée qu'il pouvait s'agir de cette affection. Cette opinion s'affermit encore quand la malade, interrogée, nous révéla l'existence d'une pleurésie gauche relativement récente (sept mois), à la suite de laquelle tous ces symptômes s'étaient installés. Le pouls était très faible et rapide, 150 ; les bruits du cœur sourds avec tendance au rythme pendulaire ; pas de souffles, pas de retrait de la pointe à chaque systole. Au milieu du bruit et de l'empressement de la salle d'opérations, nous ne pûmes du reste faire qu'un examen superficiel de ce cœur et ausculter rapidement le sommet gauche qui nous parut submat, avec quelques craquements secs à la fin de l'inspiration... Anesthésie à l'éther ; laparotomie médiane qui donne issue à quatre ou cinq litres d'un liquide ascitique, franc, limpide. *Le péritoine n'a rien.* Le foie, qui était douloureux, est gros, ressemble à un foie cardiaque. Le péritoine est rapidement refermé. L'anesthésie s'est faite sans accidents... Presque immédiatement après l'évacuation de l'ascite, les téguments, les muqueuses, les ongles ont pris une coloration normale.

En raison de l'atténuation des signes de la pleurésie gauche, il paraît évident que l'asystolie périphérique, le foie cardiaque, l'ascite, étaient sous la dépendance surtout des lésions du péricarde au moment où la laparotomie a été faite.

La malade entre salle Sainte-Marthe, le 20 novembre 1894, dans le service de M. Mouisset.

On constate un teint pâle général avec légère cyanose des lèvres et des ongles. Pas d'œdème des membres inférieurs. Au poumon, persistance de la matité à la base gauche, mais l'examen complet ne sera possible que quand la cicatrice de la laparotomie sera complètement fermée. Quelques frottements à droite de la fosse sous-épineuse.

Au cœur, les battements sont précipités, de temps en temps palpitations. Les battements de la pointe s'entendent bien. A la base, les bruits sont moins bien perçus. Le foie descend à trois travers de doigt au-dessous du rebord costal, sur la ligne mamelonnaire. Pas d'albumine.

Examen le 22 novembre. L'œdème du cou, du membre supérieur gauche, que la malade présentait en août, n'existe plus. On ne sent plus de ganglions sous l'aisselle. Un ganglion du volume d'une noisette est perçu au-dessus du creux axillaire du côté droit. Craquements dans les articulations scapulo-humérales des deux côtés.

Cyanose des lèvres et des extrémités un peu foncée, mais moins cependant qu'à l'entrée. Depuis le mois d'août, la malade a été incapable de rien faire chez elle à cause de l'oppression provoquée par le moindre mouvement. Depuis l'opération, la malade peut mieux se coucher. Cependant elle est toujours obligée d'être demi-assise dans son lit ; 36 respirations par minute, battements des ailes du nez. Le pouls est régulier, 20 pulsations. Au cœur, pas de signes de lésions valvulaires, ni d'hypertrophie. Parfois, tendance au rythme pendulaire. La malade n'a jamais accusé son cœur des malaises qu'elle éprouve.

On constate dans les deux creux sus-claviculaires des dilatations veineuses. Pas de dilatations ni de pouls dans les jugulaires.

Les veines faciales ophtalmiques, et les veines du front apparaissent très nettement sous forme de traînées bleuâtres, mais sans dilatation excessive faisant saillie sous la peau. La malade a remarqué elle-même, depuis trois ou quatre mois, ses veines du front qui auparavant n'étaient pas apparentes. Depuis la même époque, la malade prétend que, lorsqu'elle est assise ou debout, les veines de ses mains se gonflent. Si l'on dit à la malade de faire un effort, de se moucher par exemple, les veines se gonflent énormément ; celle qui est au-dessus de la clavicule et qui est constamment dilatée devient énorme ; les veines du front deviennent saillantes.

13 décembre. — La limite supérieure du foie commence à la 6e côte; la limite inférieure, descend à trois travers de doigt au-dessous du rebord des fausses côtes. Par l'exploration abdominale, on constate qu'il descend à quatre travers de doigt au-dessous de l'ombilic, c'est-à-dire jusque dans la fosse iliaque. Pas d'ascite.

Au cœur on ne sent pas la pointe. Rythme pendulaire, cependant la systole a une énergie assez grande. Battements épigastriques. La tête est violemment soulevée au moment de la systole, cependant les bruits sont sourds.

La matité cardiaque est augmentée et se confond avec la matité hépatique.

La matité splénique est un peu augmentée.

La malade n'a plus de point de côté ; à gauche, matité limitée au sinus costodiaphragmatique, mais la respiration s'entend jusqu'en bas. La malade est assez sujette à la diarrhée. La température, depuis le jour de l'entrée, dépasse toujours 37 degrés et dépasse parfois 38 degrés. Urines urates. Pas d'albumine.

Cet état persiste avec une légère amélioration pendant le mois de *janvier*, avec un peu de subictère des conjonctives ; quelques adénites dans les deux aisselles; des craquements au sommet droit. En *février*, un peu d'ascite, craquements aux deux sommets. Toujours un peu de fièvre le soir.

Observation XIX (inédite).

(Service de M. le professeur Lépine, due à l'obligeance de notre
camarade Péhu, interne des hôpitaux.)

*Alcoolisme ancien. Cirrhose avec hypertrophie du foie et de la
rate. — Ictère, ascite, ponctions répétées. — Disparition
de l'ictère et de l'ascite.*

Il s'agit d'un malade de quarante-six ans, jardinier, qui entre
en 1885, à Sainte-Elisabeth; considéré comme un cirrhotique,
amélioré par le traitement, il figure à ce titre dans la thèse de
François. (Lyon, 1888, obs. XLV.)

Le Dr Leclerc a revu ce malade en 1888, il se porte bien et
exerce sa profession de jardinier; mais il a renoncé à ses habitudes
alcooliques.

En 1891, le malade a commencé à enfler, à être oppressé. Il
entre pour ce motif, à plusieurs reprises, dans le service de
M. Humbert Mollière. On lui a donné à ce moment de l'iodure de
potassium et du lait.

Le malade reste continuellement oppressé; après plusieurs
séjours à l'Hôtel-Dieu, il reste un an à Longchêne. Il en est sorti
au mois de février 1899 très amélioré. Le ventre avait notablement
diminué de volume. Une reprise de travail provoque une dyspnée
qui s'accentue et, en juin 1899, il demande son admission à l'Hôtel-
Dieu. Il entre dans le service de M. le professeur Lépine.

Actuellement, le malade est un peu amaigri; face légèrement
bronzée; léger subictère des conjonctives. L'examen objectif du
malade permet déjà de constater certaines particularités. Les *jugulaires* sont saillantes, dessinent des réseaux veineux de chaque
côté du cou; pas de battements. La partie droite du *thorax* est
déformée par la pleurésie ancienne. Au niveau des 5e et 6e côtes,
cicatrice de l'abcès froid qui a été ouvert chirurgicalement. L'ab-

domen au contraire est augmenté de volume, surtout au niveau de la région hépatique. Dilatation veineuse des troncs sous-cutanés qui ne semble pas prédominer cependant au niveau de l'abdomen, et que l'on constate aussi au niveau des membres supérieurs et sur la partie latérale gauche du thorax.

Examen de région précordiale. Dépression inspiratoire des derniers espaces intercostaux à laquelle s'ajoute une dépression systolique au niveau des 5° et 6° espaces et coïncidant d'une façon manifeste avec le soulèvement de la carotide. A la palpation, malgré l'évidence du soulèvement costal succédant à la dépression, on ne peut localiser la pointe. La matité précordiale est augmentée. A droite, elle dépasse le bord du sternum. Les changements de position du malade la modifient peu. A l'auscultation de la pointe, les bruits sont bien frappés, assez superficiels. Rythme fœtal.

Au niveau de la région mésocardiaque, à l'origine des gros vaisseaux, il paraît exister un frottement systolique.

Le pouls radial a une tension un peu augmentée, quelques intermittences. Celles-ci ne paraissent pas coïncider avec les ampliations inspiratoires du thorax.

L'abdomen est tendu, tympanique. L'estomac est presque sous la main. Clapotage sur une large surface. Pas de vomissements ni de contractions péristaltiques.

La matité hépatique est augmentée en hauteur. Elle atteint presque la ligne mamelonnaire et descend au-dessous des fausses côtes. La palpation permet de percevoir le bord même de l'organe.

Au-dessous du rebord inférieur du thorax, pas de matité mobile dans les flancs, ni flot latéral, ni flot lombo-adominal. La rate est hypertrophiée. Langue un peu saburrale.

A la base du poumon droit, submatité, diminution des vibrations, un peu de silence respiratoire sans égophonie ni pectoriloquie aphone. Râles sibilants et ronflants dans tout le reste du poumon. Respiration emphysémateuse. Le malade tousse un peu et ne crache pas. Un peu d'albumine. Œdème des membres inférieurs remontant jusqu'aux genoux; il est rouge, pigmenté par place et douloureux à la pression.

Les membres inférieurs présentent des varices profondes. Mais

il existe aussi des varicosités des veines du réseau superficiel. Une
de ces veines, bien dessinée, est nettement visible sur la rotule
gauche.

Le diagnostic actuel est celui-ci :

Pleurésie droite en 1860.

En 1885, ascite ponctionnée 52 fois en 14 mois.

En 1891, abcès costal.

Actuellement symphyse cardiaque.

OBSERVATION XX (résumée).

(Inédite, due à l'obligeance de M. Mouisset).

Jeune femme de trente ans, envoyée à l'Hôtel-Dieu par le médecin traitant avec le diagnostic de péritonite tuberculeuse.

L'ascite était considérable. L'examen attentif de la malade
montre qu'il ne s'agit pas d'une péritonite tuberculeuse. On discute
l'hypothèse d'une cirrhose et la symptomatologie n'est pas en rapport avec cette affection.

Par exclusion, on admet le foie cardiaque; mais, pour confirmer
ce diagnostic, on ne constate pas de signes de lésions d'orifice, on
ne trouvait pas d'antécédents cardiaques.

Cependant, la faiblesse cardiaque se révèle par la surdité des
bruits, l'absence du choc de la pointe et surtout par l'embryocardie.

M. Mouisset fait le diagnostic de symphyse. Quelque temps
plus tard, la malade prend de la fièvre, des accidents pulmonaires
surviennent, l'ascite persiste, mais la symptomatologie se com-
plique.

La malade meurt. L'autopsie révèle une symphyse complète,
avec épaississement et aspect lardacé des feuillets du péricarde.

En même temps, il existait une poussée de granulie, sur les poumons, sur la plèvre et sur le péritoine.

Cette observation ne peut pas être considérée comme

un exemple de symphyse cardiaque ayant entraîné la mort, par la cachexie cardiaque et on pourrait objecter que dès le début, l'ascite était le résultat des tubercules du péritoine. L'examen des pièces ne permettait pas de soutenir cette opinion, car il s'agissait d'une poussée de granulie tout à fait récente et nous avons dit que les symptômes cliniques, n'étaient pas en faveur d'une tuberculose péritonéale ancienne, tandis que la lésion du péricarde était de formation très ancienne.

Mais, même si l'on admettait la possibilité d'une tuberculose des séreuses ayant évolué simultanément sur le péricarde et sur le péritoine, il n'en est pas moins vrai que la symphyse cardiaque a déterminé la production du foie cardiaque, et que la symphyse avait été diagnostiquée pendant la vie, en se basant sur les signes énoncés plus haut.

Ainsi donc, voilà toute une série de faits qui offrent entre eux de grandes connexions, au point de vue des manifestations cliniques.

Le trait saillant, c'est une hydropysie considérable dans le péritoine, quelquefois dans les plèvres, dans les membres inférieurs.

L'*ascite* a des caractères particuliers qui la distinguent de l'ascite du foie cardiaque habituel (maladies valvulaires, symphyse rhumatismale avec insuffisance orificielle). Ici, elle fait rarement défaut, alors qu'elle n'existe que dans la moitié des cas quand elle est liée à un foie cardiaque vulgaire ; elle est souvent le premier signe, ordinairement très abondante, occasionne parfois une dyspnée intense ; enfin elle est fixe et récidive facilement après les ponctions. Son aspect clinique varie peu.

Il s'agit ordinairement d'un adolescent ou un adulte jeune qui se présente avec un ventre volumineux ; le déplacement de la matité, la sensation de flot, révèlent l'existence de cette ascite. On ne sent pas de masses dures, et d'ailleurs la tension, parfois excessive, de la paroi abdominale gêne la palpation. Des veines plus ou moins saillantes indiquent une circulation supplémentaire.

L'augmentation de volume du foie peut attirer la première l'attention quand l'ascite n'est pas trop abondante. Quelquefois même, comme dans les observations VIII et XI, l'hépatomégalie, en l'absence d'ascite, était le symptôme dominant. Ce foie a des caractères particuliers qu'il est utile de bien connaître pour ne pas le confondre avec un foie cirrhotique ou cancéreux. C'est un *foie gros*, mais qui a pris rapidement un volume énorme ; il diffère du foie cardiaque ordinaire, en ce qu'il rétrocède rarement sous l'influence du lait et de la digitale. En tous cas, les diminutions provoquées par le traitement sont toujours minimes et de peu de durée. De plus, ce foie est dur, on sent nettement le bord inférieur lisse et tranchant qui déborde les fausses côtes et souvent l'ombilic.

Dans quelques observations, on a perçu facilement l'échancrure interlobaire.

Sa surface est lisse ou mamelonnée, à tel point que dans l'observation III, on a fait une laparotomie exploratrice, croyant à une tumeur du foie.

Après avoir atteint un certain volume, l'augmentation du foie reste permanente.

Les battements ne sont signalés nulle part. Quant à la périhépatite, elle n'a été jusqu'à ce jour qu'une trouvaille d'autopsie,

La *pleurésie* est trop fréquente pour ne pas la considérer comme faisant partie du tableau clinique. Elle peut être liée à une infection tuberculeuse de la plèvre, bilatérale ou indifféremment droite ou gauche ; il s'agit alors d'une modalité clinique de la tuberculose des séreuses de Vierordt.

Ailleurs, la pleurésie dépend d'une gêne circulatoire ; mais alors elle devance rarement l'ascite, elle est liée à la congestion bilatérale des bases ; elle est rarement assez considérable pour nécessiter la ponction. Dans ce cas, l'épanchement est caractérisé par la lenteur de son établissement, par l'absence de réaction fébrile et de douleur; par son poids spécifique toujours inférieur à 1015 : par sa faible teneur en albumine, quelquefois par l'absence de fibrine. L'épanchement est très considérable à droite, et très faible ou absent à gauche.

Voici donc les trois principaux symptômes de cette forme bien spéciale de symphyse cardiaque, que nous pourrions appeler le trépied de la symphyse, la *pleurésie droite, l'ascite et l'augmentation de volume du foie*. La coexistence de ces signes cardinaux permettra de soupçonner la symphyse. Les autres symptômes sont moins caractéristiques.

La *rate* est variable, parfois normale, d'autres fois augmentée de volume.

On rencontre parfois de l'*œdème des membres inférieurs;* mais c'est le ventre qui tout d'abord attire l'attention, c'est dans le ventre que prédomine l'hydropisie. Nous ne reviendrons pas sur les *dilatations veineuses périphériques*, dont nous avons signalé l'importance diagnostique au début de ce travail.

En même temps que les épanchements, il existe presque toujours une dyspnée parfois intense, mais ordinairement intermittente. Elle accompagne surtout les grands épanchements pleurétiques, mais elle peut aussi être due à l'ascite refoulant le diaphragme. Elle diminue après chaque ponction évacuatrice, et reparaît à mesure que l'hydropisie augmente. Elle finit alors par devenir continue.

L'*ictère* est peu fréquent (obs. X et XI, Pick; obs. XIX, Lépine). Dans les cas, cet ictère n'est jamais intense, il ne s'accompagne jamais de décoloration des fèces. Il est souvent limité à la conjonctive. Ces caractères permettent le diagnostic avec la cirrhose biliaire hypertrophique de Hanot.

La *diarrhée* se montre souvent à la période terminale.

Pour compléter le tableau symptomatique, ajoutons qu'il y a peu ou point de fièvre.

Dans quelques observations, on note l'*état général* de la tuberculose, amaigrissement, perte de forces, épistaxis, fièvre vespérale.

Enfin, il est un signe surtout fréquent à la période ultime, sur lequel insiste Hutinel, c'est la *cyanose*, qui marche de pair avec la dyspnée et les œdèmes.

Nous la trouvons dans les observations V, de Mott, et surtout dans celle d'Hutinel (obs. VII), dans le cas de M. Mouisset (obs. XVIII).

Ce signe n'a d'importance que quand il existe une discordance entre son intensité et le peu de signes physiques révélés par l'état du cœur et du poumon.

Nous n'avons pas encore parlé de l'*examen* du cœur, d'abord, parce qu'on songe rarement à l'accuser des troubles observés, et ensuite, parce que souvent il ne révèle que fort peu de choses. Cependant, dans d'autres cas, il peut aider puissamment au diagnostic. Mais nous ne saurions trop insister sur ces faits, même lorsqu'un examen méthodiquement conduit n'a rien ou presque rien décelé au cœur, on ne doit pas pour cela rejeter le diagnostic de symphyse, si les symptômes fonctionnels en fournissent un tableau bien caractérisé.

Le signe le plus constant est l'absence du choc de la pointe, imperceptible à la vue et à la palpation. Ce signe est noté dans plusieurs observations. Nous savons maintenant qu'il n'est pas pathognomonique, et qu'il est fréquent dans l'emphysème.

La percussion délimitera une matité parfois accrue, mais le plus souvent normale. Lorsque l'invariabilité de la matité existe, malgré les déplacements imprimés au malade, elle est un précieux élément pour le diagnostic.

L'auscultation permet d'entendre des bruits un peu affaiblis et assourdis. On trouve souvent signalé le rythme pendulaire et le rythme fœtal (Stokes, Weill). En général pas de souffle d'insuffisance fonctionnelle, pas de bruit anormal. Il y a une antithèse frappante entre ce cœur qui ne peut se dilater, et la stase périphérique.

C'est le contraste entre ce cœur réduit au silence et la stase progressive du système veineux qui fait l'originalité du tableau symptomatique.

« C'est bien, en effet, cette atrophie sans participation apparente du cœur qui est le trait dominant de la symphyse fibreuse. Le cœur prisonnier dans son enveloppe inextensible ne peut utiliser son procédé habituel de compensation, l'hypertrophie de ses parois. Il ne peut pas davantage, comme lorsqu'il est à bout de forces et libre, se di-

later et provoquer des souffles par insuffisance fonctionnelle. Il ne peut battre tumultueusement ni ébranler les
parois de sa prison. Il est comme dans une oubliette, con-
damné à une fin obscure, et il assiste inaperçu aux effets
lointains de sa déchéance[1] ».

L'examen des poumons indique l'absence de troubles
graves de l'appareil respiratoire, les urines ne renferment
pas d'albumine. On ne constate pas de signes de lésions
rénales.

Quelle est l'*évolution* de cette affection ? Ces symptômes, nous l'avons vu, peuvent survenir après une péricardite diagnostiquée; après quelques symptômes fébriles,
à la suite d'une pleurésie. Mais ordinairement le malade
vient par ce que son ventre grossit; quelques-uns signa-
lent une douleur dans l'hypocondre droit.

Combien de temps après la constitution de la symphyse
le foie subit-il le contre-coup de la gêne circulatoire?
C'est bien difficile à préciser; car l'on a assisté rarement
à l'installation de la lésion. En se basant sur les cas an-
noncés par une péricardite diagnostiquée, on voit que la
congestion hépatique suit de près la symphyse du péricarde; il s'agit donc d'une affection subaiguë amenant
presque d'emblée une asystolie complète. Mais l'asystolie
hépatique étant constituée, la maladie peut rester stationnaire pendant des mois et des années. Parfois même on
peut observer des rémissions, incomplètes il est vrai; jamais le malade n'est rendu à une santé même relative.

Le *pronostic* reste toujours fatal, surtout chez l'enfant

---

[1] Weill, *loco citato*.

où la symphyse amène presque toujours inévitablement un arrêt de développement.

Sans parler de la généralisation toujours possible de la tuberculose, comme dans le cas de M. Mouisset (obs. XVII), la mort peut arriver de différentes manières. Le malade peut succomber comme un cardiaque ordinaire, par affaiblissement progressif du myocarde. La mort par urémie est possible.

La cachexie terminale s'accompagne souvent de purpura; on connaît d'ailleurs la fréquence de cette affection en pathologie hépatique. Les infections secondaires qui sont venues compliquer l'affection primitive ont eu plusieurs fois pour porte d'entrée la piqûre de ponction.

Enfin, il nous paraît inutile d'insister sur la terminaison par maladies intercurrentes et sur la mort subite, fréquente ici, comme dans toutes les symphyses d'ailleurs.

La symphyse du péricarde entraîne la faiblesse cardiaque, il n'est pas étonnant qu'elle donne lieu comme toutes les cardiopathies à des troubles de la circulation hépatique, mais dans la symphyse, la stase hépatique plus précoce, plus constante, et souvent accompagnée de cirrhose, donne lieu facilement à l'hydropisie du péritoine. Dans ces cas, l'ascite se montre avant tout phénomène de l'asystolie ou prédomine dans le tableau symptomatique.

Cette forme clinique n'est pas rare, c'est peut-être la plus intéressante à cause de sa fréquence et de la façon dont le diagnostic peut être établi.

Diagnostic

Bien que relevant d'une pathogénie complexe, la symphyse cardiaque avec ascite présente cependant assez d'unité clinique pour qu'on puisse la reconnaître au lit du malade.

Pendant longtemps elle fut considérée comme une trouvaille d'autopsie, le diagnostic étant considéré comme impossible. Le foie cardio-tuberculeux, en effet, est très souvent méconnu, ou bien on le prend pour une affection protopathique parce que la symphyse tuberculeuse reste elle-même ignorée jusqu'à l'examen cadavérique.

Les *erreurs de diagnostic* auxquelles il donne lieu sont, on l'a vu, fréquentes et variées. Souvent, aussi, aucun diagnostic n'a été porté, on se trouvait en présence d'une affection mal expliquée, on s'est contenté d'en constater les symptômes.

Quels sont les *éléments du diagnostic*, la marche à suivre pour y aboutir ? La caractéristique de cette forme de symphyse, nous l'avons dit, c'est la trilogie : *pleurésie droite, ascite* avec dilatation des veines des parois abdominales, nécessitant des ponctions répétées, *gros foie* rebelle à la digitale.

Nous croyons utile d'ajouter avec Moizart et Jacobson : une cyanose d'abord paroxystique puis permanente ; la discordance entre l'intensité des symptômes et le résultat négatif du cœur ; et, avec M. Mouisset, les dilatations veineuses périphériques.

Suivant la prédominance de l'un des trois grands symptômes de la triade, on pourra songer à des affections différentes.

En présence d'une ascite chez un jeune sujet, chez un adulte, le diagnostic est à débattre entre trois affections principales : la péritonite tuberculeuse, la cirrhose, le foie cardiaque.

1. La péritonite tuberculeuse. — Ordinairement devant cette ascite développée d'une façon lente, en général sans phénomène douloureux, souvent aussi à cause du jeune âge du sujet, on songe à la probabilité d'une péritonite chronique (obs. II, Lépine), d'une péritonite tuberculeuse (obs. XVII ; XVIII, Mouisset).

« Dans ce cas, dit M. Mouisset, c'est la forme ascitique seule qui est en cause. On ne sent pas de masses dures. L'épanchement s'est produit d'une façon progressive, sans douleur, et la recherche du flot n'indique pas le cloisonnement de la cavité péritonéale. Mais si, dans l'état actuel du malade, l'examen local ne donne pas d'indications plus précises, il importe d'obtenir d'autres renseignements.

« La fièvre, même légère, qui se produit au moins le soir est un argument en faveur de l'évolution de lésions tuberculeuses. D'autre part, la tuberculose péritonéale doit être secondaire à une autre localisation primitive ; il faut rechercher quelle a été la porte d'entrée du bacille de Koch. La propagation de l'infection se fait par une des voies digestives, pleurale ou génitale. Des troubles gastro-intestinaux anciens, des alternatives de constipation et de diarrhée avec selles lientériques, l'amaigrissement du sujet sont des signes d'entérite vraisemblablement tuberculeuse, compliquée, plus tard, de péritonite chronique.

« L'existence d'une pleurésie antérieure, la constatation des symptômes d'un épanchement pleural, où les déformations consécutives à une symphyse pleuro-costale permettent de penser que l'inflammation spécifique s'est propagée de séreuse à séreuse à travers le diaphragme.

« Plus rarement, le point de départ de la péritonite a pu être une tuberculose génitale. Les métrorragies et les renseignements fournis par l'examen local indiqueront la pathogénie.

« Dans tous les cas, l'idée d'une tuberculose sera confirmée par la recherche des différents signes de cette affection dans les autres organes, et il importe de faire une auscultation attentive des poumons. »

2. Cirrhose alcoolique. — La cirrhose hépatique s'accompagne souvent d'ascite et sa marche est insidieuse. La splénomégalie, constante dans la cirrhose, n'est pas rare dans la symphyse. La cirrhose alcoolique, soit dans la forme atrophique de Laënnec, soit dans la forme hypertrophique de Hanot et Gilbert, est rare chez les enfants et les adolescents, en présence desquels se discute ce problème. On peut y penser chez un adulte, dès que l'alcoolisme peut être admis. Ceci fait voir l'importance de l'interrogatoire.

Les erreurs de diagnostic sont cependant fréquentes. Chez le premier malade de M. Weill (obs. IX), le diagnostic était resté hésitant entre celui de tuberculose pleuro-péritonéale de forme anormale, avec dégénérescence graisseuse du foie ou de cirrhose hépatique de forme anormale. Il en est de même dans l'observation VII Hutinel. Chez un vieillard de soixante-quatorze ans, Cornil crut à une cirrhose alcoolique (obs. XV).

L'observation XIX de M. le professeur Lépine a trait à un ancien alcoolique ayant présenté les signes d'une cirrhose avec hypertrophie du foie et de la rate, accompagnée d'ictère, d'ascite ayant nécessité cinquante-deux ponctions en quatorze mois. Puis l'ictère et l'ascite ayant disparu il fut considéré comme guéri (obs. XLV de la thèse de Françou, Lyon 1888). Il revient dans le service douze ans après avec les signes d'une symphyse cardiaque.

3. Foie cardiaque. — Reste le diagnostic du foie cardiaque. S'il existe des souffles orificiels (ce qui est exceptionnel dans la forme que nous envisageons), le foie cardiaque qui fait partie du cortège de l'asystolie, sera diagnostiqué, mais il faudra toujours être réservé au sujet de l'existence d'une symphyse.

Il n'en est pas de même quand il n'existe pas de signes de lésions valvulaires, quand le foie cardiaque est une complication éloignée d'une péricardite ancienne. Généralement on n'a pas assisté à cette première période, ou bien le malade ne se souvient pas. La solution du problème s'obtient alors par exclusion.

Pour expliquer l'ascite, les deux premières hypothèses, péritonite tuberculeuse, cirrhose, sont reconnues inexactes; il s'agit donc probablement de la troisième affection, et l'on doit faire le diagnostic du foie cardiaque consécutif à une symphyse.

Pour montrer la valeur du diagnostic de symphyse car-

diaque par élimination, M. Mouisset cite le fait suivant :
« Il y a quelques années, un de nos collègues me demande
de l'accompagner à l'amphithéâtre pour assister à une
autopsie qui devait être intéressante. Il s'agissait d'une
petite fille qui avait été longuement examinée et pour laquelle on n'avait pas pu faire un diagnostic précis. La
cause de l'épanchement abdominal était-elle une péritonite tuberculeuse ou une cirrhose ? Les renseignements
manquaient et les symptômes étaient insuffisants pour
éclairer la pathogénie. Instruit par l'observation de cas
analogues, je dis à mon collègue que sa malade avait
probablement succombé à une symphyse du péricarde
avec foie cardiaque. A l'instant l'autopsie me donnait
raison. »

Dans l'observation XX, le médecin traitant avait porté
le diagnostic de péritonite tuberculeuse. Un examen attentif fit rejeter ce diagnostic; on discute alors l'hypothèse
d'une cirrhose, mais la symptomatologie n'était pas en
rapport avec cette affection. Par exclusion on admet le
foie cardiaque. M. Mouisset fait le diagnostic de symphyse
qui fut vérifié à l'autopsie.

La constatation des signes périphériques, cyanose, dilatation veineuse (obs. XVIII, Mouisset), de signes locaux de
symphyse (obs. XIX), de myocardite (obs. XVII, Weill),
vient souvent confirmer l'hypothèse d'un foie cardiaque
admis par exclusion.

Ajoutons que, dans quelques cas, la *pleurésie* concomitante a pu être regardée comme une pleurésie simple
(obs. VIII, Hayem et Tissier).

Une pleurésie bien accentuée, avec dyspnée, gros foie,
pourra faire croire à une pleurésie droite primitive ayant

produit un abaissement du foie. Mais après la thoracentèse il sera facile de constater si le foie déborde toujours les fausses côtes.

Dans d'autres cas, *l'augmentation de volume du foie* attire seule l'attention. On élimine facilement la cirrhose paludéenne, le foie syphilitique que leur étiologie bien nette, en dehors de leurs caractères cliniques spéciaux, permettra de reconnaître. Dans quelques cas, l'augmentation de volume du foie a pu faire songer à une *tumeur*. Chez le malade de MM. Hayem et Tissier (obs. VIII), la matité hépatique descendait fort bas au-dessous des fausses côtes et se confondait en haut avec celle de l'épanchement pleural ; de sorte que, pendant la vie, il était à peu près impossible de décider s'il l'on avait affaire à une hydropisie ou un abaissement notable du foie par suite de la pleurésie droite, ou à une tumeur hépatique ; ajoutons que l'ictère vint compléter le tableau symptomatique.

Chez le malade de Weigert (obs. III), on a fait une laparotomie croyant trouver un néoplasme du foie.

Mais dans les tumeurs du foie il y a des troubles digestifs bien particuliers, dégoût pour la viande, une cachexie spéciale, l'ictère... L'âge enfin peut être un précieux renseignement.

La *cirrhose hypertrophique biliaire* ne nous arrêtera pas longtemps. L'ascite est rare et toujours précédée de troubles digestifs. L'ictère est une indication précieuse. Il manque souvent dans le foie cardiaque et, en tout cas, il n'est jamais aussi intense que dans la maladie de Hanot. L'augmentation du volume de la rate est aussi un bon signe en faveur de la cirrhose.

Le diagnostic avec *la cirrhose alcoolique hypertro-*

phique de Hanot et Gilbert sera toujours délicat. Pour éliminer cette affection, on attachera une grande importance à la marche de la maladie, à l'absence de splénomégalie, à la constatation des signes locaux de symphyse, embryocardie, absence du choc de la pointe.

Pathogénie

Désirant avant tout faire une étude clinique, nous ne voulions pas faire un chapitre spécial de pathogénie ; cependant en raison de la fréquence de cette forme et des travaux récents publiés à ce sujet, nous croyons indispensable d'en donner un court aperçu ; d'ailleurs, ces notions pathogéniques feront mieux saisir la réalité et la fixité du syndrome clinique.

Ce tableau clinique univoque relève des lésions anatomiques fort différentes et, par suite, est susceptible d'une pathogénie complexe. Les altérations hépatiques constatées ne sont pas de même nature, les lésions péritonéales, d'ailleurs inconstantes, sont variables d'aspect. Seules les lésions du cœur et du péricarde varient peu, c'est à l'oblitération fibreuse complète et serrée des feuillets de la séreuse péricardique qu'il faut attribuer tous les désordres de l'organisme. Il nous est facile de comprendre alors pourquoi cette forme clinique est si fréquente chez l'enfant et chez l'adulte jeune. C'est parce que la symphyse totale la plus complète est le résultat d'une péricardite tuberculeuse et que la tuberculose du péricarde est une affection du jeune âge (thèse de Boissin).

Les premières notions pathogéniques furent relativement simples. A la suite d'une péricardite, disait-on, la symphyse s'installait et produisait le foie cardiaque et l'ascite ; celle-ci, à son tour, réagissait sur le péritoine, déterminait une péritonite chronique par irritation qui entretenait l'ascite. (Voir les observations XI, Jolly ; XII Lépine).

Mais bientôt certains auteurs comme Hayem et Tissier virent qu'il est souvent impossible de mettre uniquement sur le compte de l'insuffisance cardiaque les accidents signalés dans toutes les observations. Aussi, ont-ils été tentés de ne voir dans ces faits qu'une des modalités ana - tomiques et surtout cliniques de la tuberculose des grandes séreuses.

D'autres auteurs, Hutinel, Venot, se fondant sur la constatation du bacille de Koch et de lésions tuberculeuses dans le foie, admettent une lésion mixte, stase sanguine et hépatite (foie cardiotuberculeux).

La trouvaille de périhépatite dans quelques cas a fait songer à une cirrhose du foie d'origine péribépatique (Gilbert et Garnier).

Il est probable qu'il ne faut pas être trop exclusif, cha-que théorie contenant une part de vérité et pouvant s'appliquer à des cas particuliers. Autrement dit, il n'y a pas une forme anatomique et étiologique de symphyse bien déterminée produisant cette forme ascitique.

Pour faciliter l'étude de cette pathogénie un peu ardue, il nous paraît utile d'examiner séparément la genèse de chacun des grands symptômes de la triade : pleurésie droite, ascite et gros foie.

La pleurésie droite. — Nous n'envisagerons ici

que la pleurésie droite, la seule caractéristique. Elle peut
être précoce, due alors à l'infection directe, ou secondaire à
la périhépatite. Quand elle est tardive et qu'elle prédomine nettement du côté droit, elle semble due pour
Gianni[1] à une dilatation considérable de la veine grande
azygos, trouvée constamment dans les cardiopathies.
Reprenant la théorie de Bacelli, il admet que la veine
cave supérieure sollicitée vers le bas par des adhérences
ou par l'hypertrophie du cœur, agit dans le même sens sur
la grande azygos. Par sa position anatomique au-dessous
de la bronche droite, cette veine est arrêtée dans son
mouvement de descente par la bronche, il en résulte un
rétrécissement. La stase dans les racines de l'azygos, le
déversement dans la plèvre droite en résultent.

Cette pleurésie droite, si fréquente au cours de la
symphyse, a-t-elle une action sur le foie? favorise-t-elle
les manifestations hépatiques de l'asystolie? Quelques
auteurs l'ont prétendu.

Pour Hayem, la congestion hépatique, l'ascite seraient
consécutives à l'abaissement du foie produit par l'épanchement pleural droit concomitant.

Rosenbach, en dehors de l'action de la pesanteur, fait
intervenir une gêne mécanique de la circulation par le
liquide pleural, qui produirait une compression de la por-
tion thoracique extra-péricardique de la veine cave inférieure.

Pour le prouver, injectant dans la plèvre droite un
liquide non résorbable, il a noté une *coudure de la veine
cave inférieure* et congestion hépatique. Mais cette cou-

[1] *Médecine moderne*, 1899.

dure expérimentale n'est pas notée dans les observations ; de plus, l'absence de pleurésie droite n'entraîne pas pour cela l'absence d'ascite et de congestion hépatique ; souvent aussi la pleurésie ne se montre qu'après l'hypertrophie du foie.

L'ascite et l'hépatomégalie. — Dans une étude pathogénique on ne peut guère séparer ces deux symptômes ; car s'il est vrai que quelquefois l'ascite semble entretenue par des lésions péritonéales, dans l'immense majorité des cas, elle est en rapport avec le foie cardiaque ou mieux cirrhotique.

Ne voulant pas nous éloigner de la clinique, nous renvoyons aux livres classiques pour tout ce qui concerne l'anatomie pathologique du foie cardiaque dans la symphyse du péricarde. Nous signalons tout particulièrement la thèse de Venot[1], les articles de Hutinel et Auscher[2], de Gilbert[3].

D'une manière schématique, voici la gradation des lésions ; au début, il s'agit d'une stase sanguine pure, d'une *congestion passive* ; puis la cirrhose s'ajoute, sous l'influence d'intoxications et d'infections diverses, parmi lesquelles la tuberculose joue un grand rôle (foie cardio-tuberculeux).

Cette seconde étape anatomique, cette *cirrhose* est absolument nécessaire pour la production de l'ascite ; à la période de congestion pure, l'ascite manque ou, tout au moins, elle est légère et variable.

Dans quelques cas plus rares, peut-être parce qu'ils ont

[1] Venot, thèse de Paris, 1896.
[2] Hutinel et Auscher, *Traité des maladies des enfants* (Grancher, Comby, Marfan).
[3] Gilbert, *Traité de médecine de Brouardel*, t. V.

été moins observés, il existe des lésions péritonéales, de la *périhépatite.*

Etudions rapidement la genèse de ces différentes lésions et leur influence sur les manifestations cliniques.

1° LES FACTEURS DE LA CONGESTION HÉPATIQUE. — a) *Les causes déterminantes* de l'asystolie hépatique sont d'*ordre mécanique.*

Glissons rapidement sur les *obstacles à la circulation intra-cardiaque,* sur les lésions valvulaires, exceptionnelles dans la forme que nous envisageons ; la *myocardite,* plus intéressante parce qu'elle est presque constante, peut manquer (obs. de Letulle) ou être peu marquée. C'est pourquoi MM. Hayem et Tissier, Weil admettent que les troubles de l'action du cœur semblent plutôt dus à la *gêne purement mécanique* apportée aux mouvements cardiaques qu'à une modification régressive ou inflammatoire de la fibre cardiaque elle-même.

Gardons-nous d'oublier les modifications de la *circulation des veines caves,* occasionnées par l'épanchement pleural (?), par des compressions ganglionnaires et surtout par la dilatation permanente de l'oreillette droite, entraînant celle de la veine cave inférieure et expliquant ainsi la permanence de l'asystolie (Hutinel).

En somme, à part des cas exceptionnels, la cause efficiente de l'asystolie dans les symphyses cardiaques, c'est parfois la dilatation permanente de l'oreillette droite, mais ordinairement, c'est la gêne fonctionnelle du cœur emprisonné dans sa cuirasse fibreuse.

b) *Les causes prédisposantes.* — Cette stase hépatique est favorisée par des *conditions anatomiques* sur lesquelles nous n'insisterons pas, car elles ne sont pas spéciales à la symphyse et se retrouvent dans les cardiopathies valvulaires. On a successivement invoqué des dispositions anatomiques anormales : la dilatation congénitale des veines sus-hépatiques, l'angle aigu des veines sus-hépatiques et de la veine cave inférieure (Hanot, thèse d'Oppenot) ; des dispositions habituelles : l'absence de valvules, la situation des veines sus-hépatiques à proximité du flot naissant du ventricule droit dilaté.

Ces conditions existant dans les affections cardiaques, n'expliquent pas la fréquence plus grande du foie cardiaque dans la symphyse. Il est probable que dans cette dernière il existe des causes de *miopragie du foie*. Les agents qui produisent dans le foie un *locus minoris resistentiæ* sont les infections multiples, gastro-intestinales ou autres et les intoxications, parmi lesquelles l'alcool, au moins chez l'adulte.

Rappelons que, dans cette symphyse, il s'agit souvent d'infection tuberculeuse ; il est donc absolument logique de penser que ces foies sont fatigués dans leur lutte contre l'infection et, par cela même, plus fragiles.

En résumé, si la symphyse du péricarde s'accompagne d'hépatomégalie, avec ou sans ascite, les causes prédisposantes qui commandent les lésions du foie sont de différents ordres ; les unes purement mécaniques et extrahépatiques (disposition anatomique des veines), les autres dépendant de la physiologie pathologique sont entretenues par un état général (infection ou intoxication) ayant un retentissement sur le foie.

2° LA CIRRHOSE DU FOIE. — LE FOIE CARDIO-TUBERCULEUX. — LA SYMPHYSE PÉRICARDO-PÉRIHÉPATIQUE. — Quand ces causes d'altérations hépatiques se produisent au cours de la cardiopathie, elles transforment le foie congestionné en foie *cirrhotique*. Hutinel[1] et Venot[2], Moizart et Jacobson[3] ont montré le rôle prépondérant de la tuberculose *(foie cardio-tuberculeux)*. Chez les cardio-tuberculeux, alors même que le foie a l'aspect muscade ordinaire, on rencontrerait des follicules tuberculeux et même des bacilles de Koch.

La stase sanguine et l'infection tuberculeuse ont chacune leur rôle dans la genèse de la sclérose diffuse. La stase sanguine n'est donc pas tout, « le foie n'est pas une éponge », comme l'a dit si judicieusement Stokes.

Nous ne pouvons terminer ce chapitre sans dire un mot des *lésions péritonéales* que l'on rencontre parfois. Dans quelques cas il s'agit de la tuberculose des séreuses frappant simultanément le péricarde, la plèvre et le péritoine. Dans d'autres cas (obs. I, Fauvel ; II, Lépine), il s'agit de péritonite chronique de nature indéterminée, peut-être consécutive aux ponctions. Ces lésions expliquent la constance et la ténacité de l'ascite dans les cas où la gêne de la circulation porte ne saurait suffire à en rendre compte.

Dans d'autres cas particulièrement intéressants et d'interprétation controversée, la péritonite est localisée au péritoine sus-hépatique, rendant difficile l'extraction du foie entouré d'une capsule blanche, épaisse. Ce foie glacé (Curschmann), ce foie porcelainé, foie coulé en sucre, s'accompagne de cirrhose plus marquée à la périphérie qu'au centre et coïncide fréquemment avec la symphyse

[1] Hutinel, *loco citato*.
[2] Venot, *loco citato*.
[3] Moizart et Jacobson, *Soc. méd. des hôpitaux*, 20 juin 1898.

cardiaque (Poulin, Bassi, Renzi). Mais tandis que Pick admet que la périhépatite est secondaire au foie cardiaque ou à une infection lente (ponctions répétées), Gilbert et Garnier[1] en font une affection particulière frappant simultanément l'enveloppe du cœur et du foie (en raison des rapports entre les lymphatiques des deux séreuses).

Parfois les lésions peuvent envahir la plèvre réalisant ainsi une inflammation chronique de toutes les séreuses (Heidemann[2]), une périviscérite (Huchard), expression d'une diathèse fibreuse, sclérogène (Lanceraux). Pour Huchard et Deguy[3], cette affection serait consécutive à une affection rénale ou cardiaque qu'elles arrivent à masquer dans les dernières périodes, faisant croire à une cirrhose atrophique, à une péritonite tuberculeuse, ou à un cancer viscéral.

[1] Gilbert et Garnier, Symphyse péricardo-périhépatique *(Bulletin de la Soc. de Biologie,* 15 janvier 1898.

[2] Heidemann, *Berlin, klin. Wochenschrift,* 1897, n°s 5 et 6.

[3] Huchard et Deguy, Un nouveau syndrome clinique des périviscérites disséminées *(Revue générale de clinique et de thérapeutique,* 4 déc. 1897).

CHAPITRE III

LA SYMPHYSE CARDIAQUE REVÊT LA FORME D'UNE CARDIOPATHIE VALVULAIRE

La symphyse cardiaque peut revêtir la forme d'une cardiopathie valvulaire.

Tantôt la lésion du péricarde entraîne la dilatation des orifices et s'accompagne de souffles purement fonctionnels, tantôt la maladie primitive qui a déterminé l'inflammation de la séreuse s'est également localisée sur l'endocarde. Le malade atteint d'endopéricardite présente les souffles organiques des lésions valvulaires.

Dans les deux cas, on est en présence d'une asystolie vulgaire chez un cardiaque et la symphyse passe complètement inaperçue (obs. I à VII). Rarement l'affection prend l'aspect de lésions compensées (obs. V, Morel-Lavallée); cette tolérance de la lésion résulte de l'hypertrophie du myocarde qui suffit à lutter contre l'obstacle.

Il est possible que, dans le cours de la maladie, l'attention du clinicien soit attirée par certains signes qui mettront sur la voie du diagnostic.

Sous l'influence du repos et du traitement, le cœur se régularise et se ralentit; les œdèmes diminuent; cependant le foie reste gros. A cette asystolie hépatique s'ajoute parfois une asystolie périphérique. Cette dissociation dans les symptômes de l'asystolie et cette localisation prédominante des troubles circulatoires méritent une explication. Souvent on pourrait expliquer la pathogénie par l'existence d'une symphyse. Mais, dans ces cas, le diagnostic doit être réservé, car d'autres causes peuvent entraîner la dissociation des symptômes de l'asystolie et la persistance des troubles circulatoires dans le foie et le système veineux périphérique.

Le rétrécissement mitral détermine parfois une cyanose très accentuée; ce symptôme existe aussi dans la forme tardive de la maladie bleue qui a également un retentissement sur le foie.

Le diagnostic est donc très délicat.

Cependant chez les cardiaques, l'existence de l'asystolie hépatique, l'augmentation permanente du volume du foie, l'existence de l'ascite prédominant sur les œdèmes, la reproduction facile et rapide de l'épanchement abdominal, doit toujours faire rechercher l'existence d'une symphyse, surtout si le malade ne présente pas dans ses antécédents d'autres causes adjuvantes pour expliquer les troubles de la circulation hépatique : l'alcoolisme par exemple.

Cette forme de cardiopathie peut être diagnostiquée plus facilement chez l'enfant. Les lésions organiques du cœur produisent rarement les accidents asystoliques dans le jeune âge; s'ils existent, il faut songer à une péricardite avec adhérences. G. de Gassicourt n'a vu qu'un seul cas d'endocardite chronique infantile aboutir à la cachexie cardiaque sans l'intervention d'adhérences péricardiques. Sur quatre enfants vieux cardiaques, Morel-Lavallée a relevé trois fois la symphyse du péricarde.

En somme, la symphyse du péricarde doit être diagnostiquée pour expliquer la faiblesse cardiaque dans les cas où les signes de cette faiblesse ne peuvent être mis sur le compte des cardiopathies ordinaires.

Mais lorsqu'il s'agit de diagnostiquer une symphyse coïncidant avec d'autres lésions cardiaques, le diagnostic est beaucoup plus difficile, quelquefois même impossible. Il faudra surtout être réservé lorsque les signes d'auscultation feront penser à la possibilité d'un rétrécissement mitral ; car cette maladie s'accompagne parfois d'une véritable asystolie périphérique avec dilatation du système veineux.

Cette forme de cardiopathie est surtout fréquente dans la symphyse rhumatismale. Rousseau cite plusieurs cas cependant de symphyses tuberculeuses avec hypertrophie et dilatation cardiaques.

L'observation VI, recueillie dans les collections de Perroud et Perret, nous en fournit un exemple très net.

Cette forme de cardiopathie est la moins importante des formes cliniques de la symphyse cardiaque. Elle mérite cependant d'être signalée, car, même dans les cas où elle paraît n'apporter aucune modification à la symptomatologie, elle a certainement une influence sur le pronostic.

Cette forme ne nous arrêtera pas plus longtemps ; les considérations intéressantes se trouvent développées dans le chapitre précédent, puisque ce sont les mêmes raisons qui, chez les divers malades, commandent les formes cliniques.

Nous rapportons ci-dessous quelques observations de

cette forme de symphyse ; dans les premières, il s'agit d'asystolie banale ; dans les dernières, les phénomènes hépatiques, l'ascite passent au premier rang.

OBSERVATION I (résumée).

(Morel-Lavallée).

Un garçon de dix-huit ans, ancien rachitique, à la suite d'une attaque de rhumatisme, voit rapidement survenir un commencement de cachexie cardiaque (pâleur, souffle rude à la pointe), puis apparut l'œdème des jambes qui, malgré les mouchetures, envahit les cuisses et le scrotum, contrastant avec une émaciation progressive. Pas d'ascite, ni de congestion pulmonaire.

Le retrait systolique de la pointe, l'ondulation des 3e, 4e et 5e espaces firent diagnostiquer la symphyse le jour même de la mort, qui survint dans le délire.

A l'autopsie, médiastinite partielle, symphyse cardiaque fibreuse ancienne, sans hypertrophie du cœur ; endocardite mitrale et aortique ; foie muscade, tuberculose abdominale ganglionnaire. C'est la maigreur terminale qui a permis, sans doute, de constater des adhérences existant antérieurement.

OBSERVATION II (résumée), du même.

Un garçon de dix-neuf ans, après une attaque de rhumatisme, présente une oppression continue, parfois violente, et un œdème permanent des membres inférieurs.

Deux ans après, le cœur paraît hypertrophié, souffle systolique dans l'aisselle, léger souffle aortique au premier temps. Puis les signes de symphyse se montrent ou se complètent (hypertrophie, ondulation de la paroi, rétraction systolique de la pointe). L'œdème atteint le membre supérieur gauche, il apparaît un peu d'ascite ;

après avoir présenté des crachats sanguins et des râles pulmonaires, le malade meurt dans le coma.

Autopsie. — Adhérence friable péricardo-squelettique et péri-
cardopleurale gauche. Symphyse cardiaque totale paraissant
récente, sans hypertrophie du cœur. Double lésion mitrale. Insuffisance aortique. Foie muscade. Ascite, 3 litres. Infarctus pulmonaires.

OBSERVATION III (résumée), du même.

Cette observation a trait à une symphyse cardiaque partielle,
ancienne, qui s'est généralisée dans le cours d'un rhumatisme articulaire aigu.

L'autopsie a montré une insuffisance mitrale par dilatation, avec
intégrité de l'endocarde.

La mort arriva par congestion pulmonaire.

OBSERVATION IV (résumée), du même.

Il s'agit encore d'une symphyse rhumatismale sans lésion valvulaire, et sans hypertrophie du cœur.

OBSERVATION V (résumée), du même.

Nous trouvons là une symphyse cardiaque avec insuffisance
valvulaire par dilatation.

L'hypertrophie du cœur permet de comprendre pourquoi la
lésion a été bien supportée.

Le malade est mort par asphyxie.

OBSERVATION VI (résumée).
(Recueillie dans la collection Perroud et Perret).

C'est un exemple rare de symphyse tuberculeuse avec hypertrophie et dilatation cardiaque se traduisant par les mêmes symp-

tômes que la symphyse rhumatismale. Le petit malade, âgé de cinq ans, offrait le tableau clinique de l'insuffisance mitrale avec bruit de piaulement et asystolie précoce. Il existait une légère voussure précordiale, des battements précipités ; un souffle systolique rude à la pointe, en jet de vapeur, se propageant dans l'aisselle et dans le dos.

La face était cyanosée, l'œdème des jambes remontait jusqu'aux genoux ; le foie était gros, oligurie, anurie.

A l'*autopsie*, on trouva un cœur hypertrophié, une symphyse tuberculeuse, des rugosités jaunâtres sur la mitrale, en somme, une endopéricardite.

OBSERVATION VII (inédite).

(Communiquée par M. le Dr Mouisset).

Dilatation du cœur. — Insuffisance tricuspide et mitrale. — Albuminurie passagère. — Bronchite chronique. — Plusieurs attaques de rhumatisme articulaire aigu.— Autopsie.— Péricardite ancienne, symphyse, énorme dilatation du cœur.

Claude G..., cinquante-huit ans, brossier, entré à l'Hôtel-Dieu le 27 juillet 1889.

A noter chez ses collatéraux, deux frères morts, l'un d'apoplexie à trente-trois ans, l'autre à soixante ans, avec de l'anasarque.

Antécédents personnels. — Signes de scrofule dans l'enfance ; accès de migraine jusqu'à vingt et un ans. Pas de fièvre typhoïde, ni d'impaludisme ; pas de syphilis, pas d'alcoolisme bien net.

Depuis l'âge de vingt et un ans, le malade a eu plusieurs attaques de rhumatisme. La quatrième attaque, à cinquante-deux ans, s'accompagna d'accès d'oppression. Depuis plusieurs années, il éprouve des accès incomplets d'*angor pectoris* à l'occasion de la

fatigue. Parfois, crampes douloureuses dans les mollets. Il toussait
tous les hivers, surtout depuis quatre ou cinq ans.

Il n'est pas sujet aux douleurs lombaires, ni aux maux de tête.

En avril 1889, crises de dyspnée intense, apparition des œdèmes
aux membres inférieurs. Le malade cesse tout travail et entre à
l'hôpital en juillet.

Etat actuel. — Teint pâle, un peu jaune. Arc sénile. Pouls
faible, misérable, irrégulier, 100.

Signes de faiblesse cardiaque : pointe dans le 5e espace un peu
en dehors du mamelon, pas de frémissement à la palpation. A la
pointe, le premier bruit est prolongé, les bruits sont faibles ; dès
qu'on quitte la pointe pour se diriger vers la ligne médiane, on
perçoit un souffle systolique dont le maximum est xiphoïdien. Rien
aux foyers d'auscultation de la base du cœur.

Le nombre des pulsations cardiaques est sensiblement le même
qu'à la radiale.

Arythmie très accusée.

Le foie est douloureux et déborde de 3 travers de doigt le
rebord des fausses côtes. Pouls veineux vrai des jugulaires. Dyspnée au moindre effort. A la base droite, un peu de diminution de
la sonorité et du murmure vésiculaire.

Œdème des membres inférieurs qui remonte jusqu'à la racine
des cuisses. Légère albuminurie, digitale.

Dans le courant du mois d'août, le malade éprouve à plusieurs
reprises des accès d'asthme cardiaque, traité par l'iodure de
sodium.

A partir du 14 août, l'oppression diminue un peu ; les jours
suivants, l'état reste d'abord stationnaire, puis l'affaiblissement
général augmente et devient progressif. Cependant, l'état du cœur
est satisfaisant ; 80 pulsations à la radiale, très peu d'irrégularité.
Presque pas d'albumine. Traitement : digitale caféine, strophantus,
quinine, alcool, purgatifs, diurétiques, tubes de Southey.

Le malade meurt un matin, le 28 août, cinq mois après le début
des accidents d'asystolie. La mort a eu lieu d'une façon calme,
sans oppression vive. Les jours précédents, on n'avait jamais rien
constaté de bien particulier du côté des poumons.

Autopsie. — Cœur volumineux très dilaté.

Symphyse cardiaque générale à peu près complète, sans hypertrophie. Le myocarde est décoloré, flasque. Les deux ventricules sont extraordinairement dilatés, les cordages des piliers très distendus.

L'orifice auriculo-ventriculaire gauche ne permet l'entrée que de deux doigts, tandis qu'on introduit les cinq doigts dans l'orifice tricuspide. La valvule tricuspide est normale.

La mitrale présente quelques indurations athéromateuses provenant d'altérations semblables de l'aorte. Les oreillettes sont très dilatées.

Les poumons, très volumineux, sont adhérents partout; emphysème énorme, un peu d'œdème.

Les reins sont congestionnés, un peu sclérosés; deux ou trois kystes; cependant pas d'hypertrophie du ventricule gauche du cœur.

Foie gros, muscade. Rate normale.

En somme, nous trouvons là une symphyse rhumatismale, avec dilatation du cœur et insuffisance tricuspide; sans hypertrophie, cette observation montre la marche rapide de l'asystolie sans arrêt complet; quant aux accès d'*angor pectoris*, peut-être étaient-ils causés par la péricardite.

OBSERVATION VIII (résumée) Manesse, thèse de Paris, 1895.

La grand'mère du malade a eu du rhumatisme chronique déformant. Le malade est alcoolique et rhumatisant depuis l'âge de vingt-huit ans. A trente-neuf ans, deux attaques absolument généralisées, rendirent depuis le malade incapable de reprendre son travail.

M. Merklen diagnostique une insuffisance mitrale, une insuffisance aortique intermittente et une symphyse cardiaque.

Le malade, âgé aujourd'hui de quarante ans, est essoufflé ; pas d'œdème, teinte subictérique de la conjonctive.

Rétraction systolique de la pointe, ondulation précordiale, grande matité invariable. Signes d'insuffisance aortique. Pouls petit, quelques intermittences.

Le foie est gros, douloureux à la pression, légère albuminurie. A plusieurs reprises, crises d'insuffisance rénale avec urémie gastro-intestinale et nerveuse.

Le lait, le repos, la digitale ont chaque fois amélioré le malade, qui cependant reste un infirme.

Après plusieurs crises analogues, mort l'année suivante.

Autopsie. — Symphyse cardiaque et foie muscade.

OBSERVATION IX (résumée). Venot.

Palpitations et dyspnée d'effort depuis une attaque de rhumatisme à douze ans. Quatre ans après apparut une ascite qui nécessita des ponctions répétées.

Circulation veineuse collatérale. Signes de symphyse et de lésion mitrale.

Dans un nouvel examen, à dix-huit ans, on trouve une grande matité cardiaque, un souffle systolique à la pointe et à la tricuspide, un souffle diastolique aortique ; un foie dur, ligneux, gros et douloureux, des urines rares (albumine et urobiline), un peu d'ascite.

Mort subite.

Autopsie. — 6 litres d'ascite, adhérences pleuro-péricardo-médiastines, symphyse cardiaque complète, rétrécissement mitral, rien aux orifices artériels, dilatation triscupidienne (endocarditique) ; œdème du myocarde, dilatation des veines sus-hépatiques. Leur ouverture fait avec la veine cave inférieure un angle de 45 degrés.

Le foie est gros, porcelainé, adhérent avec le côlon, type du foie muscade. Rate grosse, périsplénite. Adhérences pleurales surtout à gauche ; pas de liquide ni de tubercules.

Observation X (résumée)

(Rosenbach Ottomar, *Deutsch. Med. Wochenschrift*,
1878, n° 40.)

Péricardite rhumatismale. — Ascite. — Symphyse.

Il s'agit d'un homme de dix-huit ans qui, depuis des attaques
de rhumatisme, a présenté des palpitations, de la dyspnée et des
signes d'insuffisance aortique ; cependant, pas d'œdème, ni d'ascite,
ni d'hépatomégalie.

Sur ces entrefaites, le malade eut une péricardite rhumatismale (frottements). Aussitôt, l'état général s'aggrave et apparurent bientôt l'œdème des membres inférieurs, l'ascite, un gros foie
animé de battements, mais pas de pulsations jugulaires.

L'autopsie montra une symphyse cardiaque complète, avec dégénérescence graisseuse du cœur, une insuffisance aortique mais
pas d'insuffisance tricuspidienne, une pleurésie double, un foie
muscade.

Rate et reins congestionnés.

Ascite et anasarque.

Observation XI (résumée) Hutinel.

Il s'agit d'un enfant de dix ans présentant, outre une dyspnée
menaçante, des signes d'une insuffisance mitrale, sans œdème ni
ascite, avec un foie normal.

Quelques mois après, survint une péricardite rhumatismale,
puis une pleurésie double. Le foie augmente progressivement de
volume.

Il existait de la dyspnée, de l'œdème des pieds, une légère ascite
et de la cyanose de la face. La digitale provoqua un peu d'amélioration sans agir d'une façon notable sur le foie,

Pendant les mois suivants, les crises d'asystolie se succèdent à intervalles assez rapprochés, le foie reste énorme, une poussée de purpura apparut. L'ascite fait des progrès considérables et ne diminue plus ; elle nécessite quatre ponctions. Les urines rares montrent des signes d'insuffisance hépatique.

La dyspnée n'est plus influencée par les toniques cardiaques et la mort arrive quatre mois après le début de la péricardite.

Autopsie. — Foie cardiaque avec une sclérose irrégulière.

Symphyse cardiaque complète sans lésions valvulaires (pas d'insuffisances ni mitrale, ni aortique).

OBSERVATION XII (inédite) communiquée par M. Mouisset.

Faiblesse cardiaque par symphyse cardiaque
peut-être avec rétrécissement mitral.

J. L..., vingt-six ans, rien dans les antécédents héréditaires. Personnellement, rougeole à quatorze ans. Pas de signes de scrofule dans l'enfance, jamais de rhumatisme.

Pas d'alcoolisme, pas d'impaludisme, le malade nie la syphilis.

Bonne santé jusqu'à dix-huit ans, bien qu'il se prétende moins fort que ses camarades.

A cette époque il eut une dothiénentérie; trois semaines après son premier lever, débuta une opression ayant interdit tout travail pénible.

Au service militaire, le malade ne faisait que très difficilement les exercices pénibles. Dans le cours de sa troisième année de service, apparut un œdème des jambes remontant jusqu'au scrotum. A la suite d'une affection aiguë siégeant du côté des parotides, son ventre augmenta progressivement de volume.

Accidents stomacaux rappelant la gastrite alcoolique, bien qu'il nie l'alcoolisme.

En janvier 1891, il entra à l'hôpital militaire pour un anasarque généralisé qui avait mis six mois à se développer. Le sujet, qui était cuisinier, avait depuis trois mois de l'œdème des membres inférieurs. Il ne pouvait faire plus de 200 mètres de pas gymnastique et ses camarades avaient remarqué qu'il était bleu lorsqu'il faisait son lit. A l'hôpital militaire, il fut traité pendant quarante jours pour ascite et cirrhose du foie. Il sortit bien amélioré et fut renvoyé dans ses foyers. Cinq ou six mois après, nouvelle crise d'œdème avec développement du ventre. Il subit alors quatre ponctions d'ascite. Jamais d'ictère.

En 1893, il aurait présenté des hémoptysies et du mélœna et fit un séjour à l'hôpital de Besançon.

Depuis, pas de modifications de l'état général, pas d'amaigrissement ; le malade se plaint surtout de dyspnée et de la gêne provoquée par le volume de son ventre.

29 octobre 1893. — Il entre à Saint-Maurice, dans le service de M. Mouisset. Actuellement, la figure est colorée ; au premier abord, le malade a l'aspect d'un cryptorchide (absence complète de moustache, sourcils peu épais, cils rares, pas de poils sous l'aisselle, le pubis est normal). Pas de glandes à l'aine. Ganglions cervicaux et sous-maxillaires.

L'ascite persiste, le ventre présente un développement considérable, avec déplissement et saillie de l'ombilic, sans hernie.

La mensuration passant par les épines iliaques et l'ombilic donne 98 centimètres.

Un autre phénomène important qui frappe à première vue, c'est la *dilatation du système veineux périphérique* ; quelques grosses veines sur le front, la veine frontale est en saillie quand le malade parle. Les jugulaires sont un peu dilatées, dures, sans battements, rien sur la poitrine.

Sur la paroi abdominale, nombreuses veines dilatées.

Sur les membres inférieurs, varicosités des veines sous-cutanées en traînées sinueuses bleuâtres. Lorsqu'on fait lever le malade, on s'aperçoit assez vite que ses pieds prennent une teinte violacée, de même pour les mains. Si le malade baisse la tête, les veines du front sont turgides et saillantes sous la peau.

Le foie est un peu gros : limite supérieure entre la 6e et la 7e côte, sur la ligne mamelonnaire.

Plus bas, soit la présence du liquide, soit le refoulement de l'intestin, empêchent d'avoir des renseignements exacts par la percussion.

Par la dépression brusque de la paroi abdominale, on sent le foie à l'épigastre où le lobe gauche paraît développé. A un certain moment, le malade a eu des douleurs au niveau du foie avec irradiations à l'épaule. Jamais d'ictère.

La *rate* est grosse, sur une étendue de cinq à six travers de doigt.

Urine, 1100 à 1200 grammes, un peu foncée. Ni sucre, ni albumine.

Pas de troubles sérieux des voies digestives ; pas de fièvre ; rien aux poumons.

Légère voussure précordiale, légère ondulation de la paroi au niveau des 3e et 4e espaces ; on ne sent pas la pointe du cœur. La matité est augmentée. Le cœur paraît gros, matité transversale de 10 centimètres. A l'auscultation, battements faibles, bruits sourds, le rythme est pendulaire et quelquefois irrégulier. Dédoublement du second bruit.

Depuis cette époque, le malade a été observé à de nombreuses reprises. Il semble s'améliorer sous l'influence du calomel par polyurie. La faiblesse des battements cardiaques, leur surdité restaient constantes, à part des signes de faiblesse ; on constatait tantôt un rythme pendiculaire pur, tantôt un peu d'arythmie, tantôt un léger accident présystolique donnant la sensation d'un rythme à trois temps et cette dernière anomalie s'accompagnait parfois d'un dédoublement du second bruit. Ces variations se produisaient d'un jour à l'autre seulement. Le pouls est à 100 ; jamais de tachycardie véritable, le foie est toujours gros, l'ascite a diminué un peu. Les troubles de la circulation périphérique persistent.

Pendant le mois de janvier 1894, le malade a présenté des *crises syncopales épileptiformes* (épilepsie cardiaque). Ces crises sont précédées d'un malaise croissant pendant trois jours : pourtant le malade ne sent pas venir sa crise un jour ou deux à l'avance. Pendant la crise, pas de perte de connaissance, mais impossibilité de parler pendant quelques secondes, faiblesse générale avec sueurs ; pas de secousses dans les membres, on entendait un bruit guttural, la tête était renversée en arrière, congestionnée. Pouls 80 ou 88.

Sensation de bien-être après la crise, tendance au sommeil pendant trois jours.

Au *mois de février* 1894, légère grippe.

A la fin du mois, le malade se lève et mange bien, ascite dan la partie déclive ; périmètre, 90.

Il est possible qu'en raison du développement insidieux de l'affection, le malade n'ait qu'une symphyse, et cette lésion suffirait à expliquer tous les troubles. Admettons qu'il ait eu une endocardite, celle-ci aurait été consécutive à sa dothiénentérie survenue à l'âge de dix-huit ans.

Cette endocardite a dû être grave ; or, comment expliquer qu'elle ait été assez latente pour ne pas s'accompagner des signes de lésions d'orifices et permettre au malade d'être pris à la conscription. D'autre part, deux ou trois ans après, lorsque le malade réclame des soins pour la première fois, il entre à l'hôpital militaire avec de l'anasarque qui a mis trois mois à se développer et, pendant son séjour, on lui fait six ponctions d'ascite. Ce n'est pas là le tableau habituel d'une asystolie ordinaire, surtout chez un sujet jeune.

Non seulement cette asystolie a été précoce, mais elle a été d'emblée très grave, n'a présenté que des rémissions incomplètes, a entraîné la production rapide d'un foie cardiaque et la dilatation du système veineux, lésions considérables et en quelque sorte définitives qui persistent malgré l'amélioration des troubles cardiaques.

Observation XIII (inédite).

(Communiquée par M. le Dr Mouisset).

*Rhumatisme ancien ; cardiopathie ancienne, insuffisance et
rétrécissements mitraux ; très probablement rétrécissement
aortique et insuffisance. Péricardite récente ; foie cardiaque ; ascite, œdème des membres inférieurs, augmentation de la tension veineuse, avec dilatation des veines
du cou, de la face et du front. Pas d'accidents pulmonaires, pas de tachycardie ni d'arythmie.*

*Pour expliquer la persistance de l'ascite et des œdèmes, l'aug-
mentation de la tension veineuse en dehors d'une période
d'asystolie, il faut faire jouer un rôle au foie cardiaque
auquel s'ajoute vraisemblablement une cause cardiaque :
réouverture du trou de Botal (maladie bleue tardive) ou
péricardite.*

*Autopsie ; lésions orificielles multiples, foie cardiaque, péri-
cardite avec symphyse.*

P... Marie, quarante-deux ans.

Parents en bonne santé. Deux frères et quatre sœurs bien portants. Un frère mort cardiaque à vingt-deux ans. Réglée à quatorze ans ; ménopause il y a un an. Pas d'impaludisme ni d'alcoolisme, ni de syphilis. Rougeole dans l'enfance. Depuis l'âge de
six ans, légères douleurs articulaires ; à quinze ans, attaque
de rhumatisme articulaire généralisé, c'est à cette époque que
remonte une lésion cardiaque. Depuis, nouvelles attaques, mais
d'intensité moindre (palpitations, dyspnée, léger œdème des membres inférieurs).

En *novembre* 1896, elle entre dans le service de M. Lannois,
pour une attaque de rhumatisme, on diagnostique une maladie
mitrale, et une insuffisance aortique (?).

Le 4 *avril* 1897, érythème noueux.

M. le Dr Mouisset prend le service en *octobre* 1897.

Cette ancienne rhumatisante, cardiaque depuis longtemps, a vu, depuis cinq ou six ans, dit-elle, son état s'aggraver ; elle a eu des troubles cardio-vasculaires et pulmonaires, probablement des attaques d'asystolie.

Actuellement la malade, assise sur son lit, se plaint d'une dyspnée très forte, s'exagérant à l'occasion du moindre mouvement. Le facies est le suivant : teinte subictérique des conjonctives, aspect jaune de la face, cyanose des lèvres, des extrémités, dilatation des veines frontales et ophtalmiques, œdème des membres inférieurs remontant jusqu'à la racine des cuisses, avec épaississement et induration du tissu cellulaire, mais sans aspect éléphantiasique ; la forme des jambes est conservée, le ventre est volumineux, il y a de l'ascite, de l'œdème de la paroi, l'ombilic est déplissé en partie. Contrastant avec ces symptômes, le pouls est absolument régulier (92).

La pointe bat dans le 6e espace, à trois travers de doigt de la ligne mamelonnaire, frémissement cataire très net. A la pointe, l'auscultation donne des signes de rétrécissement et d'insuffisance mitrale. A la base, on a un double bruit, il semble qu'il s'agisse plutôt d'un double frottement que d'un double souffle. Sur le bord droit du sternum et se prolongeant sous la clavicule droite, on a un souffle systolique assez étendu (sur le tracé sphygmographique pris précédemment, la ligne ascensionnelle est oblique).

Les veines du cou sont dilatées, sans pouls veineux ; elles sont surtout tendues.

Rien aux poumons pouvant expliquer les troubles du système veineux.

A l'épigastre on sent le foie augmenté de volume et douloureux à la pression.

Urines rares, foncées, léger disque d'albumine.

Dans le courant du mois de septembre, augmentation de la dyspnée (matité et râles aux deux bases) ; les signes de péricardite (frottements) sont augmentés, double souffle très net à la pointe ; pas de douleur sternale.

L'œdème des cuisses empêche de rechercher le double souffle crural.

Matité aux deux bases. Les râles prédominent à gauche, où il existe un double souffle ayant le timbre du souffle pleurétique; de ce côté la matité tourne sous l'aisselle, mais l'espace de Traube est absolument sonore.

A la fin du mois la cyanose de la face et la dilatation veineuse diminuent au contraire; l'œdème gagne les membres supérieurs, les extrémités sont rouges et chaudes.

4 octobre. — Depuis quelques jours subdélirium, somnolence ou loquacité. Le teint est de plus en plus jaune; l'œdème, surtout marqué aux membres supérieurs, est très influencé par la position déclive. Les urines sont à 1 litre.

Le pouls, toujours régulier, sans tachycardie.

On n'entend plus le souffle pulmonaire.

Affaiblissement progressif et mort dans la nuit.

Autopsie. — Cœur 385 grammes : pointe dans le 6ᵉ espace. Une bande fibreuse relie la pointe du cœur aux 5ᵉ et 6ᵉ côtes (pendant la vie on n'avait pas spécialement cherché le retrait de la pointe; il existait bien une ondulation de la paroi, mais celle-ci semblait déjà suffisamment expliquée par l'hypertrophie).

En dehors d'une adhérence osseuse partielle, en bouton de chemise, des deux feuillets du péricarde, sur la face antérieure, ceux-ci sont accolés sur toute leur étendue; en certains points ces adhérences sont lâches.

Ces lésions sont plus accusées à la base du cœur; à l'origine des gros vaisseaux, dépôts fibrineux parfois gélatineux entre les deux feuillets.

Sur le ventricule gauche, petites hémorragies sous l'épicarde. En aucun point le péricarde n'est épaissi, mais les caractères des lésions de la base montrent que la péricardite était récente.

L'oreillette droite est très dilatée, mais pas de réouverture du trou de Botal. Pas de dilatation du ventricule droit. Hypertrophie du ventricule gauche, pas de myocardite.

L'endocarde de l'oreillette gauche est tout à fait blanc. Double lésion mitrale très accusée; on ne peut introduire l'index; épaississement, soudure, adhérence des valvules, fusion des piliers qui forment trois colonnes dures, blanchâtres.

Lésions analogues à la tricuspide, mais moins accusées. Insuffisance et rétrécissement aortiques. Pas de dilatation de l'aorte, seul l'orifice de l'artère pulmonaire est sain. Il existait dans chaque plèvre et, peut-être davantage à droite, environ 1 litre de liquide très fibrineux. Pendant la vie on avait diagnostiqué un épanchement certain à gauche et probable à droite; mais la matité était peu étendue, l'examen était rendu douteux par l'œdème lombaire et l'augmentation de volume du foie et difficile par l'état de faiblesse de la malade.

La respiration s'entendait normale dans plus de la moitié supérieure des deux poumons; or, l'extrême base seule était atélectasiée. De plus, sur le lobe inférieur du poumon droit, noyau de pneumonie du volume d'une petite orange.

Foie, 1620, gros, dur, grisâtre à la surface; à la coupe, aspect de foie muscade.

Liquide ascitique assez considérable.

Rate, 155, un peu dure à la coupe.

L'un des *reins* est normal, un peu congestionné: l'autre présente une capsule adhérente et des kystes à la surface.

Le *cerveau* ne présente rien de particulier.

CONCLUSIONS

I. Les signes physiques locaux qui accompagnent la
symphyse cardiaque sont inconstants et nullement caractéristiques ; d'autre part, les malades porteurs de cette
lésion présentent une grande variété d'aspects cliniques,
il en résulte une grande difficulté pour le diagnostic.

II. La nature des lésions entraîne des troubles circulatoires divers qui distinguent les formes cliniques. Celles-ci
peuvent se diviser en trois groupes :

A. La symphyse peut rester *latente*. C'est alors une
trouvaille d'autopsie ; à part quelques cas expliqués par
des adhérences lâches, on peut dire que la maladie n'a
pas eu le temps de se révéler, les lésions du péricarde
n'ont pas encore produit la myocardite.

B. La symphyse existe seule, sans lésions valvulaires,
elle peut engendrer des *hydropisies*, des troubles circulatoires dont le tableau clinique est celui de l'anasarque
ou de l'ascite avec hépatomégalie.

a) L'*anasarque* est dû à des dispositions anatomiques
particulières, variables suivant les cas, symphyse serrée,
dilatation orificielle permanente, myocardite, étranglement
des veines caves par des brides fibreuses.

L. D.   8

b) L'*ascite* est due à l'existence du foie cardiaque. A part les lésions de la stase sanguine, il existe de la cirrhose toxique ou infectieuse et quelquefois de la péritonite chronique.

C. La symphyse présente la forme d'une *cardiopathie*.

a) Ils s'agit de cœurs dilatés avec souffles fonctionnels.

b) La symphyse coïncide avec une endocardite qui se traduit elle-même par les signes de la lésion valvulaire.

III. Dans toutes les formes, s'il existe des troubles circulatoires, on constate une prédominance de l'asystolie hépatique.

L'asystolie commandée par la symphyse cardiaque est en général précoce, rapide et progressive.

Le pronostic est grave.

BIBLIOGRAPHIE

AXENFELD, Péricarde qui offre une adhérence complète de
    deux feuillets (Bull. Soc. anat. de Paris, 1893, XXVIII,
    361).

BLANC, Etude sur la symphyse cardiaque (thèse Paris, 1876.)

BOISSIN, La symphyse cardiaque tuberculeuse chez l'enfant
    (thèse de Lyon, 1895.)

BOUCHUT, Deux cas de symphyse cardiaque (Paris méd., 1884,
    IX, 247, 239.

BOSISIO, P. S. anna univ. di med., Milano, 1861, Gl. XXVIII,
    303.

CADET de GASSICOURT, Clinique sur les maladies des enfants,
    t. II.

CAZES, Etude sur les adhérences du cœur (thèse de Paris, 1875).

CERF, Die Verwachsung des Herzbeutes (thèse de Zurich, 1875).

CORNIL, Journal des connaissances médicales, 1879.

CORVISARD, Traité des maladies du cœur, 1806, 3e édition, 1815.

DAVE, Bulletin Soc. anat. Paris 1874.

— Adhérences généralisées du péricarde, insuffisance et ré-
    trécissement mitral, myocardite scléreuse.

DOCHE, Symphyse cardiaque (Journal de médecine de Bordeaux,
    1881.

DURAND, thèse de Paris 1894-95.

GILBERT et GARNIER, Symphyse péricardo-périhépatique (Traité de
    médecine de Brouardel Girode, t. V.

Camille GROS, Bull. Soc. anat., 1859.

HAINAUT, Adhérence complète du péricarde consécutive à une péricardite survenue cinq mois avant la mort (Bull. Soc.
anat. de Paris, 1858).

HAINAUT, Péricardite, adhérence complète des deux feuillets du
péricarde. Mort par apoplexie pulmonaire (Annales de
la Société d'anatomie pathologique de Bruxelles, 1875).

HAYEM et TISSIER, Revue de Médecine, 1889.

HENOCH, Leçons cliniques sur les maladies des enfants.

HEIDEMANN, Berlin Klinis. Wochensch., 1897, nos 5 et 6.

HIRNE, Symphyse du cœur (Bulletin de la Société anat. de Paris,
1873).

HUCHARD, Revue de thérapeutique médico-chirurgicale, 1896.

HUCHARD et DEGUY, Un nouveau syndrome clinique. Des périviscérites disséminées (Rev. gén. de clin. et de thérap.,
4 décembre 1897).

HUTINEL, Revue mensuelle des maladies de l'enfance, 1873.

HUTINEL et AUSCHER, Art. Foie cardiaque (Traité des maladies de
l'enfance de Graucher, Comby, Marfan).

JACCOUD, Gaz. hebd., 1861.

JAUME, Mort rapide à la suite d'une rixe ; symphyse cardiaque.
Observations et réflexions (Annales d'hygiène de Paris,
1887).

JOFFROY, Péricardite tub. primitive, symphyse cardiaque (Bull.
Soc. anat., 1869).

JOLLY, Bull. Soc. anat., mars 1868.

LAVERAN, Pronostic des symphyses cardiaques (Gaz. de méd.,
Paris, 1875).

LETULLE, Presse médicale, 1894.

MANESSE, Essai sur les formes cliniques des symphyses du péricarde (thèse de Paris, 1895).

MARFAN, Anasarque par symphyse cardiaque, probablement
tuberculeuse, chez un enfant de trois ans (Bulletin médical, 21 décembre 1898).

MECKEL, Von dem Zwammenhange des Herzbeutel mit dem Her-
zen (Phys. u. med. Abhandl d. k. Acad. d. Wissensch.
zu Berl.).

Merklen, Art. Symphyse du péricarde dans le traité de médecine
de Brouardel-Girode, t. VI.

Morel-Lavallée, Contribution à l'étude de la symphyse cardiaque
(thèse de Paris, 1886).

Mott, Adherent pericardium with ascites and anasarca (the Practitioner, 1887, Fehruary, 38-91).

Moizard et Jacobson, Soc. méd. des hôp., 24 juin 1898.

Mouisset, De l'ascite dans les symphyses du péricarde (Province
médicale, 1899).

Oppenot, Contribution à l'étude de l'asystolie hépatique (thèse de
Paris, 1895).

Parmentier, Etude clinique et anatomo-pathologique sur le foie
cardiaque (thèse de Paris, 1890).

Petit, Art. Symphyse cardiaque (Traité Charcot-Bou-
chard, t. V).

Pick, Zeitschrift für klinische Medicin, 1896, 25ᵉ vol., 5ᵉ et
6ᵉ parties.

Pillet, Contribution à l'étude de la symphyse cardiaque, Paris,
1883.

Pineau, Soc. anat., 1892.

Potain, Cliniq. méd. de la Charité.

Raynaud, Nouveau dictionnaire de médecine et de chirurgie,
1878.

Rilliet et Barthez, Trait. mal. des enfants, 1864.

Roger, Mémoire, 1825.

Rossenbach Ottomar, Deutsche med. Wochenschrift, 1878,
nᵒˢ 40-42.

Rousseau, thèse de Paris, 1882.

Simard, Péricardite chronique chez l'enfant (thèse de Paris,
1868).

Venot, Contribution à l'étude du foie cardiaque dans la symphyse
du péricarde (thèse de Paris. 1896).

Vieussens.

Vierordt, Zeitschrift für klinische Medicin, Bd. XIII.

Weigert, Ueber die Wege des Tuberkelgiftes zu den serosen
Hohlen (Deutsche Medicin Wochenschrift, 1883).

Weill, Traité des maladies de l'enfance, Tome V. Article symphyse cardiaque.

Weinberg, Zwei Fälle von pericardites Tuberculosär mit herzbeutel Verwachsüng und Ascite (Munchner med. Woch., 1887).

Wilck, Adh. per. os, a cause of cardiac disease (Guy's hosp report, 1871).

TABLE

Lyon. — A. REY, Imprimeur-Éditeur de l'Université. — 20875.

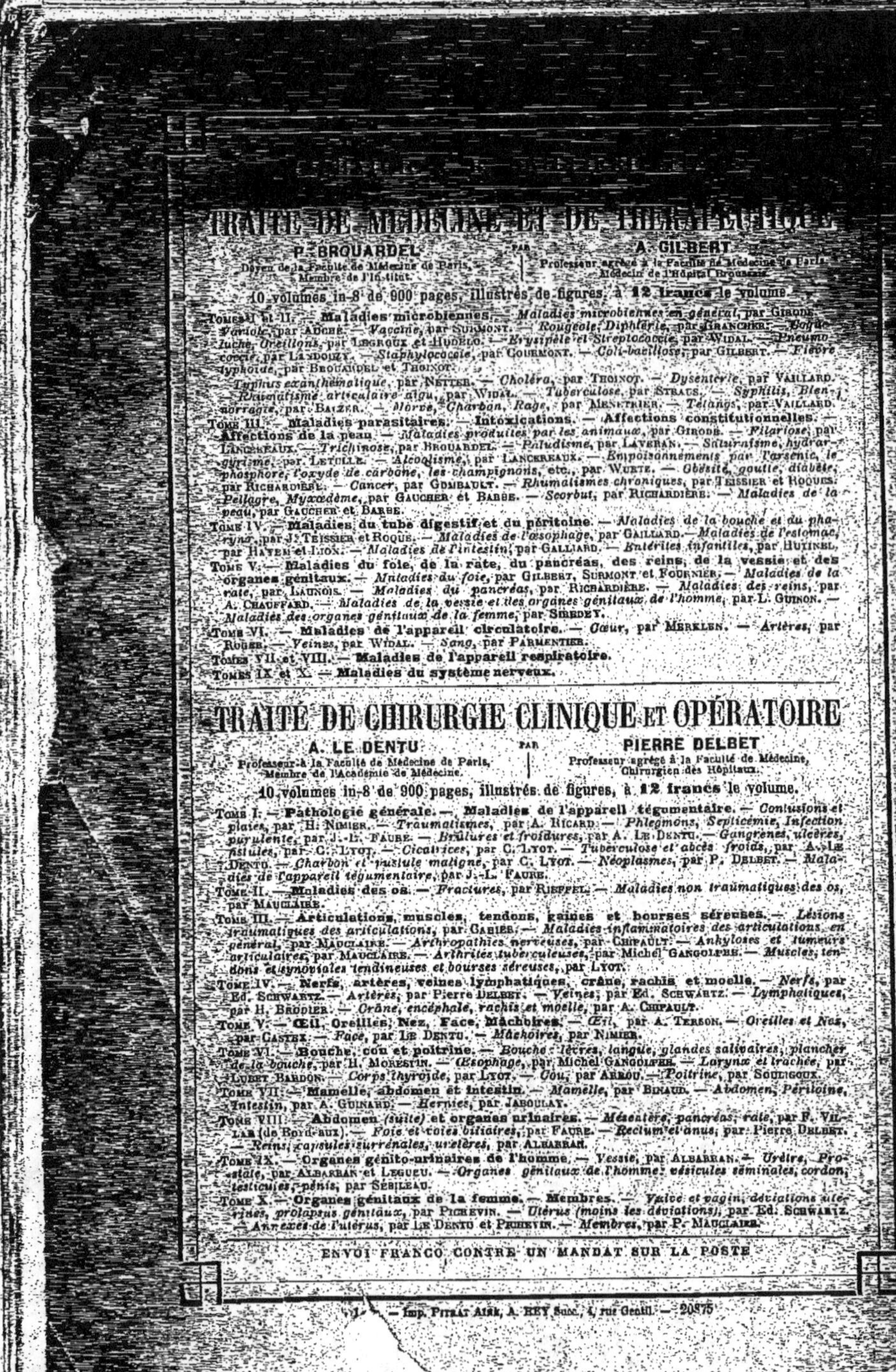

TRAITÉ DE MÉDECINE ET DE THÉRAPEUTIQUE

PAR

P. BROUARDEL
Doyen de la Faculté de Médecine de Paris,
Membre de l'Institut.

A. GILBERT
Professeur agrégé à la Faculté de Médecine de Paris,
Médecin de l'Hôpital Broussais.

10 volumes in-8 de 900 pages, illustrés de figures, à **12 francs** le volume.

Tomes I et II. — **Maladies microbiennes.** — *Maladies microbiennes en général, par* Girode. — *Variole, par* Achté. — *Vaccine, par* Surmont. — *Rougeole, Diphtérie, par* Granchier. — *Coqueluche, Oreillons, par* Legroux *et* Hudelo. — *Erysipèle et Streptococcie, par* Widal. — *Pneumococcie, par* Landouzy. — *Staphylococcie, par* Courmont. — *Coli-bacillose, par* Gilbert. — *Fièvre typhoïde, par* Brouardel *et* Thoinot.

Typhus exanthématique, par Netter. — *Choléra, par* Thoinot. — *Dysenterie, par* Vaillard. — *Rhumatisme articulaire aigu, par* Widal. — *Tuberculose, par* Straus. — *Syphilis, Blennorragie, par* Balzer. — *Morve, Charbon, Rage, par* Ménétrier. — *Tétanos, par* Vaillard.

Tome III. — **Maladies parasitaires. — Intoxications. — Affections constitutionnelles. — Affections de la peau.** — *Maladies produites par les animaux, par* Girode. — *Filariose, par* Lancereaux. — *Trichinose, par* Brouardel. — *Paludisme, par* Laveran. — *Saturnisme, hydrargyrisme, par* Letulle. — *Alcoolisme, par* Lancereaux. — *Empoisonnements par l'arsenic, le phosphore, l'oxyde de carbone, les champignons, etc., par* Wurtz. — *Obésité, goutte, diabète, par* Richardière. — *Cancer, par* Gombault. — *Rhumatismes chroniques, par* Teissier *et* Roques. — *Pellagre, Myxœdème, par* Gaucher *et* Barbe. — *Scorbut, par* Richardière. — *Maladies de la peau, par* Gaucher *et* Barbe.

Tome IV. — **Maladies du tube digestif et du péritoine.** — *Maladies de la bouche et du pharynx, par* J. Teissier *et* Roque. — *Maladies de l'œsophage, par* Gaillard. — *Maladies de l'estomac, par* Hayem *et* Lion. — *Maladies de l'intestin, par* Gaillard. — *Entérites infantiles, par* Hutinel.

Tome V. — **Maladies du foie, de la rate, du pancréas, des reins, de la vessie et des organes génitaux.** — *Maladies du foie, par* Gilbert, Surmont *et* Fournier. — *Maladies de la rate, par* Launois. — *Maladies du pancréas, par* Richardière. — *Maladies des reins, par* A. Chauffard. — *Maladies de la vessie et des organes génitaux de l'homme, par* L. Guinon. — *Maladies des organes génitaux de la femme, par* Siredey.

Tome VI. — **Maladies de l'appareil circulatoire.** — *Cœur, par* Merklen. — *Artères, par* Roger. — *Veines, par* Widal. — *Sang, par* Parmentier.

Tomes VII et VIII. — **Maladies de l'appareil respiratoire.**

Tomes IX et X. — **Maladies du système nerveux.**

TRAITÉ DE CHIRURGIE CLINIQUE ET OPÉRATOIRE

PAR

A. LE DENTU
Professeur à la Faculté de Médecine de Paris,
Membre de l'Académie de Médecine.

PIERRE DELBET
Professeur agrégé à la Faculté de Médecine,
Chirurgien des Hôpitaux.

10 volumes in-8 de 900 pages, illustrés de figures, à **12 francs** le volume.

Tome I. — **Pathologie générale. — Maladies de l'appareil tégumentaire.** — *Contusions et plaies, par* H. Nimier. — *Traumatismes, par* A. Ricard. — *Phlegmons, Septicémie, Infection purulente, par* J.-L. Faure. — *Brûlures et froidures, par* A. Le Dentu. — *Gangrènes, ulcères, fistules, par* C. Lyot. — *Cicatrices, par* C. Lyot. — *Tuberculose et abcès froids, par* A. Le Dentu. — *Charbon et pustule maligne, par* C. Lyot. — *Néoplasmes, par* P. Delbet. — *Maladies de l'appareil tégumentaire, par* J.-L. Faure.

Tome II. — **Maladies des os. — Fractures, par** Riedel. — *Maladies non traumatiques des os, par* Mauclaire.

Tome III. — **Articulations, muscles, tendons, gaines et bourses séreuses.** — *Lésions traumatiques des articulations, par* Gangier. — *Maladies inflammatoires des articulations en général, par* Mauclaire. — *Arthropathies nerveuses, par* Chipault. — *Ankyloses et tumeurs articulaires, par* Mauclaire. — *Arthrites tuberculeuses, par* Michel Gangolphe. — *Muscles, tendons et synoviales tendineuses et bourses séreuses, par* Lyot.

Tome IV. — **Nerfs, artères, veines lymphatiques, crâne, rachis et moelle.** — *Nerfs, par* Ed. Schwartz. — *Artères, par* Pierre Delbet. — *Veines, par* Ed. Schwartz. — *Lymphatiques, par* H. Brodier. — *Crâne, encéphale, rachis et moelle, par* A. Chipault.

Tome V. — **Œil, Oreilles, Nez, Face, Mâchoires.** — *Œil, par* A. Terson. — *Oreilles et Nez, par* Castex. — *Face, par* Le Dentu. — *Mâchoires, par* Nimier.

Tome VI. — **Bouche, cou et poitrine.** — *Bouche : lèvres, langue, glandes salivaires, plancher de la bouche, par* H. Morestin. — *Œsophage, par* Michel Gangolphe. — *Larynx et trachée, par* Lubet-Barbon. — *Corps thyroïde, par* Lyot. — *Cou, par* Arrou. — *Poitrine, par* Souligoux.

Tome VII. — **Mamelle, abdomen et intestin.** — *Mamelle, par* Binaud. — *Abdomen, Péritoine, Intestin, par* A. Guinard. — *Hernies, par* Jaboulay.

Tome VIII. — **Abdomen (suite) et organes urinaires.** — *Mésentère, pancréas, rate, par* F. Villar (de Bordeaux). — *Foie et voies biliaires, par* Faure. — *Rectum et anus, par* Pierre Delbet. — *Reins, capsules surrénales, uretères, par* Albarran.

Tome IX. — **Organes génito-urinaires de l'homme.** — *Vessie, par* Albarran. — *Urètre, Prostate, par* Albarran *et* Legueu. — *Organes génitaux de l'homme : vésicules séminales, cordon, testicules, pénis, par* Sébileau.

Tome X. — **Organes génitaux de la femme. — Membres.** — *Vulve et vagin, déviations utérines, prolapsus génitaux, par* Pichevin. — *Utérus (moins les déviations), par* Ed. Schwartz. — *Annexes de l'utérus, par* Le Dentu *et* Pichevin. — *Membres, par* P. Mauclaire.

— Imp. Pitrat Aîné, A. Rey, Succ., 4, rue Gentil. — 20875

www.ingramcontent.com/pod-product-compliance
Lightning Source LLC
LaVergne TN
LVHW020207030726
842520LV00003B/929